新药的故事 3

THE STORIES OF NEW DRUGS

梁贵柏 著

译林出版社

图书在版编目（CIP）数据

新药的故事．3 ／ 梁贵柏著．—南京：译林出版社，2022.9（2026.1重印）
（梁贵柏作品）
ISBN 978-7-5447-9264-6

Ⅰ.①新… Ⅱ.①梁… Ⅲ.①新药－开发－普及读物
Ⅳ.①R97-49

中国版本图书馆 CIP 数据核字（2022）第 117330号

新药的故事．3 梁贵柏 ／ 著

策　　划　张咏晴
责任编辑　黄　洁
装帧设计　朱俊彪
校　　对　胡　泊
责任印制　单　莉

出版发行　译林出版社
地　　址　南京市湖南路 1 号 A 楼
邮　　箱　yilin@yilin.com
网　　址　www.yilin.com
市场热线　025-86633278
排　　版　南京展望文化发展有限公司
印　　刷　徐州绪权印刷有限公司
开　　本　850毫米 ×1168毫米　1/32
印　　张　8.125
插　　页　4
版　　次　2022 年 9 月第 1 版
印　　次　2026 年 1 月第 3 次印刷
书　　号　ISBN 978-7-5447-9264-6
定　　价　49.00 元

序言

新药研发的历史是人类对抗疾病的斗争史。在某种意义上讲，这是一场人人都无法躲避的伟大斗争，这场斗争永远不会结束，也不可能结束。正如本书作者在后记中所说的：“如果大家确实很想了解健康与疾病、科研与制药的故事，一直有这个需求，我这辈子是写不完的。原因很简单：基础生命科学的研究成果才刚刚为我们揭开了健康与疾病的冰山一角，还有很多很多未知的东西值得我们去探索，去挖掘，去尝试。每一次成功都将是一个值得撰写的故事。”

在我国的媒体报道中，经常出现“科技”二字。我们认为，在一般的报道中，也许将其分为“科学”与“技术”两个方面为好，因为前者是指经过研究发现了世人尚未知晓的事或物，而后者是发明创造出世界上从来没有过的物。诺贝尔化学奖得主罗尔德·霍夫曼（Roald Hoffmann）教授就曾撰文论述发现（discover）和发明（create）之间的区别和密切联系。一般说来，科学发现通常不会立即对现实社会产生明显影响，而技术上的发明则几乎都立竿见影地在社会中产生了实际效应，因此也更为世人所重视与推崇。然而，我们以为，衡量一个国家的科学发展水平，应看其在发展基础学科方面所做出的贡献。制药人的工作任务是致力于研发新的治疗人类疾病的有效药物，这种功在当代、利在千秋的活动在很大程度上属于技术的发明，然而，他们成功研制出来的每一种新药都必须依赖人体生理学、药理学、医学和化学等诸多基础学科的研究成果，也一定伴随着诸多重要的科学发现。

我（梅镇彤）本人从事脑高级功能研究已半个多世纪，深知脑功能的复杂性，也深感研发治疗神经精神性疾病新药的艰难。在《新药的故事3》中有两个故事是涉及神经系统的，即肌松药物及其解药和治疗脊髓性肌萎缩症（SMA）的诺西那生。由于神经肌肉接头的基础研究已有了长足的进步，神经如何支配肌肉的机制已十分清楚，所以肌松药的诞生也就顺理成章了。因为神经支配肌肉对维系生命来说是必不可少的，所以快速有效和安全的肌松药逆转剂（解药）当然也就十分重要了。SMA是运动神经元的基因变异常染色体隐性遗传病，只有在人类基因组图谱已完成和关于基因的研究获得巨大进步的今天，才有可能研发出治疗它的新药。这些都说明了基础生命科学研究对研发新药和人类健康的重要性。帕金森病和阿尔茨海默病是人们最熟悉的两种神经退行性疾病，遗憾的是，到目前为止，我们还无法有效地对它们进行治疗，在致病机理和新药研发方面都遇到了困难。这两种神经退行性疾病严重影响了人们的生活质量，特别是老年人的晚年生活受到极大的伤害。显然，我们对这两种疾病还了解得十分不够。我们必须大力推动脑的基础研究，对神经退行性疾病有更深入的了解，为研发有效治疗这些疾病的新药提供有力的科学理论支撑。

我（徐科）本人也是从事基础神经生物学研究的，专注于外周神经系统。所谓外周神经系统是指从脊髓发出的31对脊神经分布至末梢后，以神经肌肉接头的特殊结构终止于骨骼肌（包括呼吸肌）。神经生理学研究表明，人脑正是通过这些神经支配着各种肢体动作和呼吸。制药人就是在生理学工作者研究了神经肌肉接头的作用机制之后，方得以将箭毒开发成为肌松药的。我曾经研究过我国的消旋箭毒碱对神经肌肉接头的阻滞作用，我们还从几种蛇毒中分离出了阻滞神经肌肉接头的成分，并阐明了蛇毒血清和蛇药的治疗作用机制等。但出于各种原因未能开发成为肌松药，有点遗憾。还有一种被称为“重症肌无力”的严重疾病也是由神经肌肉接头活动障碍引起的疾病，它被认为是神经递质乙酰胆碱受体的自身免疫病，测定患者血液中乙酰胆碱受体的抗体已经作为诊断该病的一种重要手段。我们从中国的蝮蛇毒液中分离纯化出了一种阻遏神经传递的成分（蛋白质），而在部分重症肌无力患者的血液中确有这种成分的抗体存在。可见，生理学的基础研究与制药有着多么密切的关系。

贵柏在默沙东新药实验室工作多年，经历了一次又一次的失败和挫折之后，他终于了却了自己的一个心愿，即“在将来离开默沙东之前，我希望能设计一个新型的化合物，通过药效与安评，进入临床试验”。在2型糖尿病新药西格列汀的研发过程中，贵柏获得了很大的成功，在先导化合物的发现、设计和优化，临床候选药物的推荐以及合成等方面都做出了重要的贡献。正因为他经历过研发新药失败的沮丧，也感受过成功带来的喜悦，他对新药研发有自己深刻的认识和体会。当年，他离开默沙东实验室，开始新的职业生涯，在与国内药界同行接触并进行合作的过程中，经常谈论有关新药研发的各种问题，感到有必要为国内的同行写一本关于新药研发的书。在大家的鼓励和帮助下，他的第一本专业科普书《新药研发的故事》终于在2014年初出版了。我们俩都为这本书的面世而高兴，也为它做了不少义务宣传。家中来要书的电话不断，其中有科研人员、医生、护士、药厂厂长、医学院的学生等，颇有点相见恨晚的意思。国内确实很少这样的专业科普读物，《新药研发的故事》因此也受到大家的欢迎。五年后的2019年，贵柏的第二本通俗科普读物问世了，定名为“新药的故事”，钟南山院士和陈凯先院士为之作序。两位院士高度评价了该书的社会价值，认为是一本难得的好书。次年，该书被沈阳药科大学确定为赠送给2020级新生的礼物，鼓励他们学好医药学，为新药研发多做贡献。到目前为止该书已印刷超过十次。后来贵柏笔耕不辍，接着讲述制药和制药人的故事，在2020年出版了《新药的故事2》。

其实，早在新冠病毒来袭之前，贵柏就在《新药的故事》的后记中，明确表示了他对有可能发生的全球化疫情的忧虑：“在全球化人口流动日益加快的情况下，局部控制这样的疫情暴发已经变得非常困难。只要有几天的潜伏期，致病原就很可能流入各大洲的人口稠密地区，没有哪个国家可以靠闭关自守而幸免。”这不是什么“神预言”，而是他根据近年来世界各地时有发生的局部疫情做出的推断，提醒读者有所准备。在全球疫情的笼罩之下，广大民众对了解药物研发有了新的更紧迫的需求。贵柏跟策划人和出版社紧密合作，开始了《新药的故事 3》的创作。

新作《新药的故事 3》依然保留了贵柏原有的风格，以他丰富的历史文化知识积累把故事讲得引人入胜，以他扎实的科学理论基础把新药研发的科学真谛尽可能传递得准确无误，让读者了解每一种药背后的科学和技术。这次书中收集的故事并不都是常见病，某些甚至是罕见病，但由于近年来生物医学方面的重要突破，以及化学合成技术的进步，新药研发也有了令人瞩目的成果，这使得人们有可能来治疗这些原本无药可治的疾病。

因此，我们相信，本书中所叙述的生动而多彩的制药学史料，一定会像《新药的故事》和《新药的故事 2》一样受到药理学、生理学、化学领域专业人员以及医务工作者的欢迎，对制药人来说则将是重要的启示；对普通大众来说，《新药的故事3》也不失为一本非常有益的科普好书，因为人类离不开药物，新药研发的历史也是人类对抗疾病的斗争史。

我国新药研发还远落后于西方发达国家，要赶上去需要各方面的努力。在我国新药研发走向世界的历程中，关于新药研发的科普工作也是不可缺少的。贵柏能在从事制药的科技管理工作的同时，为国内撰写一系列关于新药研发的科普读物，我们十分赞赏，大力支持。贵柏能为促进我国新药尽快走向世界贡献他的微薄之力，我们也感到无比欣慰。

期望他的新作《新药的故事3》获得成功，希望广大读者能一如既往地喜欢他的著作。

梅镇彤

神经生物学家，曾任中国科学院上海生理所所长、中国生理学会副理事长、上海女科学家联谊会理事长

徐科

神经生物学家，曾任中国科学院上海生理所学术委员会主任、上海生理科学会理事长、《生理学报》责任编辑

目 录 CONTENTS

第一章

反义终成正果：诺西那生钠的故事

脊髓性肌肉萎缩症是一种罕见且严重的神经肌肉疾病，病因是生存运动神经元基因1存在缺陷。它影响所有年龄段的人，其中婴儿患者的死亡率很高。2000年初，美国冷泉港实验室的科学家发现，可以通过反义基因操作让生存运动神经元基因2表达全功能蛋白，以弥补基因1变异引起的缺陷，从而使患者的神经肌肉发育正常化。在脊髓性肌肉萎缩症基金会的支持下，冷泉港实验室与专门研究反义技术和神经科学的制药公司合作，用转基因小鼠建立了疾病模型，设计并筛选了多个反义寡核苷酸，最终确定了临床开发的候选者。经过成功的临床试验，备受期待的诺西那生钠于2016年推出，作为脊髓性肌肉萎缩症的首个疾病改善治疗。目前，全球已有超过11 000名脊髓性肌肉萎缩症患者接受了诺西那生钠的治疗，显示出显著的疾病改善效果，改变了人生。

Spinal Muscular Atrophy (SMA) is a rare and severe neuro-muscular disorder due to a defect in the Survival Motor Neuron 1 (SMN 1) gene. It affects all ages of people, among whom most infant patients report a high mortality rate. In early 2000, scientists of the Cold Spring Harbor Laboratory in the U.S. discovered that through antisense gene manipulation, the closely related SMN 2 gene can express increasing amount of fully functional protein, and therefore normalize neuromuscular development among SMA patients. With supports from some SMA foundations and funding agencies, the Cold Spring Harbor Laboratory teamed up with drug companies that specialize in antisense technologies and neuro science. They established an SMA disease model with transgenic mice, designed and screened a number of antisense oligonucleotides, and finally identified a candidate for clinical development. After successful clinical trials, the highly anticipated Nusinersen was launched in 2016 as the first disease modifying treatment (DMT) for SMA. Currently, over 11,000 SMA patients worldwide have been treated with Nusinersen, showing remarkable disease modifying results and life changing experiences.

2001 年，浙江省温州市文成县的包家迎来了一个可爱的女婴，包宗锋夫妇给他们的宝贝女儿起名包珍妮。小珍妮长到八九个月大的时候，父母都注意到女儿的小手伸出来拿东西的时候总是会止不住地颤抖，开始怀疑女儿在肢体控制方面的发育有点小问题。过了周岁，小珍妮的情况不见好转，反而更加严重了。她站立不稳，根本无法走路。

于是，包宗锋夫妇带女儿去了医院。但诊断的结果让他俩如雷轰顶：包珍妮患有脊髓性肌萎缩症（Spinal Muscular Atrophy，简称 SMA）。医生还无奈地告诉他们，SMA 是一种罕见病，无药可治，大多数患儿的寿命不超过两岁，即使护理得当，最多活到四五岁。

他俩以前没有听说过这种怪病，不愿相信这是真的。在随后的几年里，他们带着女儿跑遍了上海、北京的大医院，做了一次又一次检查，包括很痛苦的创伤性肌电图检查，但结果都是一样的。他们只能接受这个令人心碎的事实，但他们没有认命也没有放弃，而是更加精心地呵护着女儿越来越脆弱的生命。

两岁那年，小珍妮的肺部严重感染，进了重症监护室，随后下肢完全失去了运动能力。在父母的陪伴下，珍妮坐在轮椅上完成了小学学业。2013 年开始，坐轮椅也不行了，珍妮只能离开学校，躺在家里。2014 年，又一次肺炎让她丧失了基本的肺功能，开始依靠呼吸机维持生命。一个月后，又能重新开口说话的珍妮告诉爸爸：

“我就是想活下去，就想看到新一天的太阳。”

运动神经元存活基因变异

就在珍妮姑娘被确诊 SMA 的同一年，在地球另一边的美国，一个比她早一年出生的小女孩艾莉亚·辛格（Arya Singh）也遭遇了同样的不幸，被确诊为 SMA，渐渐失去了行动的能力。有幸的是，艾莉亚的父母都是非常成功的投资银行家。为了寻找治疗 SMA 的方法，帮助自己的女儿艾莉亚和所有其他 SMA 患者，夫妇俩在 2003 年捐出巨款，共同创建了 SMA 基金会。

他们四处游说政界、商界和医药界人士，提高社会对 SMA 的关注和了解，争取获得医生和科学家的支持，以呼吁美国国立卫生研究院（NIH）提供 SMA 的研究经费。"如你所知，科学研究和药物研发是一项代价高昂的工作。"艾莉亚的母亲罗兰（Loren）解释道，"不幸的是，相对于 SMA 的发病率和严重性，当时联邦和私人基金少得令人震惊。"在他们夫妇俩和众多其他支持者的不懈努力下，到 2006 年，NIH 将 SMA 的研究经费从 300 万美元增加到 1 500 万美元，公共资助的研究经费也从 650 万美元增加到了 3 000 万美元。

今天，SMA 基金会是全球 SMA 研究的主要赞助者，迄今为止已经投入了大约 1.5 亿美元，用于基础、转化和临床研究，同时确保最新的研究成果可以以最低的成本和要求共享给每个研究 SMA 的科学家。SMA 也终于从一个以前只有患儿的父母才知道的罕见病，进入了大众的视野。

这是一种遗传性的神经肌肉病，表现为脊髓前角及延髓运动神经元变性导致的肌无力和肌萎缩。这是一种常染色体隐性遗传病，也就是说，父母双方都必须携带致病基因，而且他们的子女只有在两条染色体都存在致病变异时才会发病。根据排列组合原理，他们的后代中有 25% 是不携带 SMA 致病基因的，有 50% 是 SMA 基因携带者，但自身不会发病，只有余下的 25% 才会发病。SMA 在全球活产新生儿中的发病率是十万分之六，涉及不同种族和性别，[1] 由此可推算出成年人中携带致病基因的比例不低于 1/65。SMA 被纳入中国的《第一批罕见病目录》，据估计中国每年新发患者数大约为 850，患者总人数在 25 000 左右。

早在 130 多年前的 19 世纪 90 年代，一位名叫吉多·韦德尼格（Guido Werdnig）的奥地利科学家和另一位名叫约翰·霍夫曼（Johann Hoffman）的德国科学家就首先注意到，有几例患病的婴儿在出生后的头几个月内出现了肌肉无力的症状，他们还了解到，这种情况似乎在这些家庭的其他成员的身上也出现过。于是，他们对这种神秘而又可怕的疾病做了进一步的调查。病理解剖发现，这些患病婴儿的运动神经细胞发生了退变，特别是在被称为前角（anterior horn）的脊髓部分，主要与骨骼肌群（skeletal muscles）相关。他们的研究工作使得脊髓性肌萎缩症得以确认和诊断，所以1型SMA通常也被称为韦德尼格-霍夫曼病。

目前，基于症状开始的年龄和患者身体所能达到的运动状态，我们把SMA分为四种类型[2]：1型是最常见（约占60%）的形式，通常在婴儿出生后的6个月内发病，若无呼吸支持，患者通常于2岁前死亡；2型，通常在6—18月龄之间发病，多数患儿可以坐起，但不能独立行走；3型（又称库格伯格-韦兰德病），通常在18个月之后发病，有时甚至可能推迟到青春期，患儿能独立行走；以及4型，非常罕见（少于1%），患者在成年后发病，进展缓慢。在每种类型中，患者的运动能力也会因人而异。如果不进行治疗，他们的肌肉将持续变弱，随着时间的推移，甚至完全失去运动能力，导致死亡。婴幼儿期发病的1型SMA患儿很大概率无法活到2岁，所以，1型SMA也被称为2岁以下婴幼儿的“头号遗传病杀手”。包珍妮是2型SMA患者，艾莉亚是3型SMA患者，所以她们能非常幸运地在父母的精心呵护下长大成人。

虽然专家们从一开始就注意到了这种罕见病的家庭遗传特征，但是，在基因层面发现SMA的遗传缺陷已经是100多年之后了。

1995年，法国女科学家朱迪思·梅尔基（Judith Melki）和她的研究团队找到了与SMA这种遗传病相关的基因——运动神经元存活基因1（Survival of Motor Neuron 1，简称SMN1），并确定了该基因的DNA碱基序列。[3] 他们的研究结果显示：SMA患者5号染色体上的SMN1基因都出现了问题，其中超过90%是纯合缺失（homozygous deletion）。也就是说，有关这个基因的两个拷贝都出现了功能缺失性变异。（只要有一个拷贝正常就不会发病，但仍旧是致病基因的携带者。）因此，最常见的SMA类型也被称为5qSMA，此类型占SMA患者人群的95%。

既然是纯合缺失，那为什么不同患者的发病时间和进程会出现这么大的差别呢？答案来自另一个运动神经元存活基因 2——SMN2，一个与 SMN1 几乎完全相同的“备用基因”，也是梅尔基团队发现的。

在正常人的 5 号染色体长臂的 13.2 区域存在着一对高度同源的基因：在端粒（telomere）端的 SMN1 和在着丝点（centromere）端的 SMN2。我们生存所必需的 SMN 蛋白质有 85%—90% 来自 SMN1 基因的表达，只有 10%—15% 来自 SMN2 基因。所有 SMA 的患者都缺乏功能正常的 SMN1 基因，只能依赖 SMN2 基因来表达 SMN 蛋白，低水平的 SMN 蛋白允许胚胎发育，但不足以维持脊髓运动神经元的存活，早晚会出现 SMA。随后的基因型与表型的相关分析发现，SMN2 基因的拷贝数与该病症的表型之间是负相关的，拷贝数高的表型比较温和，发病也会晚一些。

运动神经元存活基因 SMN1 和 SMN2 的发现为脊髓性肌萎缩症通过基因检测手段获得遗传学诊断提供了可靠的依据。基因检测可用于受孕前的基因筛查、受孕后的产前诊断，也可用于新生儿筛查。在此之前，脊髓性肌萎缩症的诊断只能根据患者的典型体征和肌电图。

SMN1 和 SMN2 基因的发现也为脊髓性肌萎缩症的治疗找到了新的切入点。

两个足球迷的冷泉港之缘

1890年，也就是韦德尼格和霍夫曼发现脊髓性肌萎缩症的同一年，位于美国纽约长岛的冷泉港成立了一家非营利性的生物医药学实验室。冷泉港实验室（Cold Spring Harbor Laboratory，简称CSHL）的主要赞助人之一、美国著名慈善家安德鲁·卡内基高调宣布："先生们，你们的工作开始了。你们的目标很远大，因为你们在寻求和利用新的力量来造福人类，很少有比这更伟大的工作了。"[4]

从那时起，一代又一代杰出的科学家在冷泉港实验室致力于基础生命科学的研究，取得了多项举世瞩目的科学成就，在学术界树立起了很高的威望，成为全球性的生命科学研究中心。

1993年，出生于英国的理查德·罗伯茨（Richard Roberts）爵士成为冷泉港实验室历史上第五位诺贝尔奖获得者，他与合作者菲利普·夏普（Phillip Sharp）在20世纪70年代末共同发现了"分裂基因"（split genes）。他们的这一发现是如此重要——原来“分裂基因”如此普遍地存在，接下来的研究显示，有高达94%的人类基因原本竟然都是分裂的，因此在表达蛋白质时必须经过精准的“剪接”，而且有50%的遗传病就是源于这些分裂的基因在剪接时发生了错误。

被开创性的基因剪接研究吸引，刚刚从哈佛大学获得博士学位的阿德里安·克雷纳（Adrian Krainer）在1986年踌躇满志地来到了冷泉港实验室，成为一名研究员。他一开始在罗伯茨爵士的指导下开展工作，随后成为独立研究员，并在20世纪90年代初期发现了RNA调控和剪接的两个重要因子（蛋白质），不但在这个热门领域里站稳了脚跟，而且成为新一代的领军人物之一，享有国际声誉。

1999年，“对SMA几乎完全不了解”（用克雷纳自己的话说）的克雷纳博士作为RNA调控和剪接专家应邀参加了一个在NIH举行的神经性疾病研讨会。[4]“NIH的研讨会对我来说是一个重要的转折。这些同行观察到的（SMN基因的）剪接问题与我一直在研究的课题非常类似。”克雷纳博士后来回忆说。他当时凭直觉认定，治疗这个遗传病的关键也许就在于基因剪接的调控和修复，而他的团队应该可以有所作为。于是，他立刻付诸行动，开始招兵买马。

2002 年夏天，在日本和韩国举行的世界杯决赛上，占尽天时地利的中国足球队首次亮相，圆了众多球迷铁粉的世界杯梦。虽然国足三战皆负，只球未进，又一次毫无悬念地让大家失望，谁承想却促成了大洋彼岸一个中国球迷和一个乌拉圭球迷卓有成效的长期合作。

世界杯期间，NIH 的神经性疾病研讨会又一次如期召开。当时正在麻省大学医学院做研究的中国学者、爱好足球的华益民博士和克雷纳研究员相遇了。克雷纳出生在乌拉圭，也是一个足球迷。共同的兴趣把这两位博士球迷拉到了一起，在研讨会期间饶有兴致地谈论着世界杯，谈论乌拉圭晋级的前景，谈论中国队进球的可能性，谈论德国的“战车”和巴西的“桑巴舞”……对了，足球之余，他们也谈论了不少神经性疾病。

自从 SMN1 和 SMN2 基因被发现之后，有不少实验室就开始研究这两个重要基因的剪接和调控。华博士当时所在的麻省大学医学院的实验室就是这个领域里的先驱，取得了不少重要的进展。克雷纳实验室进入这个领域相对较晚，非常需要华博士在 SMA 方面的工作经验和实验技能，于是，他当即伸出了橄榄枝，邀请华博士加入他的实验室，到冷泉港工作。

一年之后，华博士从麻省搬到了冷泉港，开始了与克雷纳博士长达十多年的合作，而早期赞助这项研究（包括支付华博士本人工资）的机构之一正是艾莉亚的父母共同创建的 SMA 基金会。

生命蓝图的解码与表达

当时最新的研究结果显示，SMN2 之所以不能像 SMN1 那样高效率表达正常的蛋白，是因为这个“备用基因”的 840 号位上的碱基与 SMN1 基因的碱基不一样，也就是我们通常所说的“发生了变异”。这个单一碱基的变异导致了 SMN2 基因被剪接时会“跳过”一段被称为“外显子 7”（exon 7）的基因片段，少了一些密码子，它所表达的 SMN 蛋白也就短了一截。这些短了一截的 SMN 蛋白质不具有生物功能，会被快速降解，只剩下 10%—15% 具有正常功能的 SMN 蛋白。5qSMA 疾病患者的发病时间和严重程度与 SMN2 基因的拷贝数呈负相关，一般来说，拷贝数越高，SMA 表型严重程度就越低。

真是无巧不成书，当时克雷纳博士的团队研究这个基因剪接回路的机理已经有好几年了，非常熟悉许多相关的细胞因子。华益民博士加入他的团队之后，与其他成员一起开始研究如何修复 SMN2 的基因剪接，并成功建立了一个名为“ASO 步移法”的实验方法，在体外的细胞实验中进行了大量的筛选，成功获得了能在低剂量下修复 SMN2 基因剪接的分子。这个方法的核心是一项被称为“反义寡核苷酸”（antisense oligoneucleotide，简称 ASO）的 RNA 生物技术。[5]

在解释这项生物技术之前，我们先来看看，RNA 是啥？有哪些重要生物功能？

RNA 是英文“ribonucleic acid”的缩写，中文名叫“核糖核酸”。虽然 RNA 进入科学家和医药人的视野已经有很多年了，但是相比较而言，大家还是更加熟悉 DNA（deoxyribonucleic acid，脱氧核糖核酸）。DNA 是生命世界里的遗传物质，携带着所有物种的全部基因，因此被形象地称为“生命蓝图”。我们经常听到的“人体基因组”“双螺旋”“基因测序”“核酸检测”等等，讲的都是 DNA。但光有蓝图是不够的，我们还需要有能解读这些蓝图的“读码器”。在化学结构上与 DNA 非常相似的 RNA 分子最重要的生物功能之一就是解码这些“生命蓝图”，转录（transcribe）和转译（translate）DNA 所携带的遗传信息。我们把这一大类 RNA 称为“信使 RNA”（messenger RNA，简称

mRNA）。

与 DNA 一样，RNA 也是一种链状的聚合分子，它们是由 RNA 聚合酶依照模板 DNA 的碱基序列转录而生成的。转录完成后的 RNA（称为 pre-mRNA）携带的信息与其模板 DNA 相对应。每个核苷酸单元上也有 1 个碱基，也只能是鸟嘌呤 G、尿嘧啶 U、腺嘌呤 A 和胞嘧啶 C 这 4 个碱基中的 1 个；每三个连在一起的核苷酸单元由它们所携带的碱基（G、U、A 或 C）组成 1 个密码子（比如 AUC 或 GGA）；除了终止蛋白质合成的终止密码子，其他每个密码子对应 1 个特定的氨基酸（比如 AUC 对应异亮氨酸，GGA 对应甘氨酸）。pre-mRNA 并不能直接被转译成蛋白质，还必须经过非常精准的剪接（splicing），把不表达的内含子（intron）删除，把剩下的携带密码子的外显子部分重新组装起来，才能形成功能性的 mRNA。

DNA 的信息是由 mRNA 来解码（转录）的，那么转录和剪接后的 mRNA 的信息又是谁来解读（转译）的呢？还是 RNA，是另外两种类型的 RNA：识别 mRNA 密码子并提供相应氨基酸的转移 RNA（transfer RNA，简称 tRNA）和蛋白质制造机器的核心成分——核糖体的 RNA（ribosomal

RNA，简称 rRNA）。在这两种 RNA 的协同作用下，相关的蛋白质才会被准确无误地表达出来，执行它们的生物功能。

你也许会问：既然 mRNA 的碱基序列也能像 DNA 那样携带遗传信息，而且还能通过转译合成相应的蛋白质，那我们为什么还会有 DNA 呢？好奇为本的科学家早就问过了同样的问题。研究表明，RNA 分子脱去一个氧原子之后变成 DNA（D 是 deoxy 的缩写，意思是“脱氧”），它们的稳定性大大提高了，随机变异的发生率大大降低了，遗传信息的保守性因此也大大提高了。由此可见，脱氧之后形成的 DNA 作为遗传信息的携带者是更好的选择。但在获得稳定性的同时，DNA 也就失去了其他的生物活性，不再能够承担合成蛋白质信息的转录和转译等重要的生物功能；而生物活性多样化，同时能转录和转译遗传信息的 RNA 仍在扮演这些重要的角色。

在这些研究结果的基础上，美国生物物理学家亚历山大·里奇（Alexander Rich）早在 1962 年就首次提出了一个大胆的假说，他认为在地球生命进化史上，能自我复制的 RNA 很可能是最先出现的生命形式。后人把这个假说称为“RNA 世界”，在学术界获得了广泛的支持。后来，美国科学家在这个假说的基础上，真的还就找到了有催化功能、能自我剪切的 RNA 分子，称为核酶（Ribozyme）。这个发现为原始 RNA 的自我复制能力提供了有力的佐证，发现核酶的科学家也因此获得了 1989 年诺贝尔化学奖。

反义寡核苷酸的崭露头角

随着生命科学的发展，RNA 在生命过程中的重要作用被越来越多地揭示出来，与 RNA 相关的生物技术也被越来越多地应用到医药学的许多领域，发挥着重要的作用。

几十年前，就有科学家发现，将一段外源的 mRNA 注入小鼠的细胞内之后，经过培养，在这些细胞中检测到了由这段 mRNA 编码的外源的蛋白质。这是基因疗法生产所需蛋白质的早期概念证明，在医药领域有巨大的实际应用潜力。最近取得突破的 mRNA 疫苗技术，就是将编码新冠病毒刺突蛋白的 mRNA 经过化学修饰和“包装”之后获得成功的。它们进入人体之后，核心成分 mRNA 能被宿主细胞转录而表达出新冠病毒的刺突蛋白，从而激发免疫反应，产生相应的抗体。因为这段 mRNA 只携带刺突蛋白的编码，并不能表达出完整的病毒，接种后没有被感染的可能性。

除了在一定条件下能表达各种蛋白质，有些特殊的 RNA 也能抑制蛋白质的表达。1978 年，两位美国科学家就发现了一种能够抑制蛋白质合成的RNA片段。这种特殊的RNA片段不携带密码子，它的碱基序列与某些携带密码子的mRNA片段的序列互补（G对C，A对U），因此，这些单链的RNA片段可以与某些特定序列的mRNA杂交形成二聚体，从而使被杂交的mRNA不能继续参与蛋白质合成的信息转录，起到了调节基因表达的作用。

因为这些RNA片段的碱基序列与密码子相反，我们把这些特殊的RNA称为“反义RNA”（antisense RNA，简称asRNA）或者“反义寡核苷酸”（antisense oligoneucleotide，简称ASO）。[6] 反义寡核苷酸技术的出现引起了医药界的广泛注意，因为这样一来，mRNA就有可能成为一大类潜在的药物靶点。

从理论上说，只要人工合成一段在碱基序列上互补的寡核苷酸，把它注入细胞内，这段反义寡核苷酸就能与相应的mRNA结合，进而抑制这段mRNA所编码的蛋白质的表达。ASO也可以调控剪接。在pre-mRNA上，除了核心剪接信号序列，还存在辅助性剪接调控序列，其中起促进作用的称作剪接增强子，起抑制作用的称作剪接沉默子。当ASO与剪接信号序列配对后，则可掩盖其信号，使其失去活性。因此，ASO既可以用来纠正RNA剪接错误，也可以用来抑制RNA剪接的发生。鉴于它们能够在基因表达的水平上针对与疾病相关的蛋白质进行调控，有可能在广泛的治疗领域里发生作用，包括癌症、神经退行性疾病、呼吸系统疾病，以及一些罕见遗传病的治疗。

于是，从20世纪80年代开始，制药公司就开始投入资源，致力于开发反义寡核苷酸药物。1989年成立的伊奥尼斯制药公司（Ionis，原名Isis Pharmaceuticals）就是一家专注研发反义寡核苷酸药物的生物技术公司。功夫不负有心人，1998年，伊奥尼斯制药公司开发的第一个反义寡核苷酸药物终于获批上市，用于治疗艾滋病患者的巨细胞病毒性视网膜炎。该药物通过结合病毒的mRNA来抑制它的转录，从而起到抑制病毒复制的作用。不幸的是，这个药物并没有获得商业上的成功，没过几年就撤出了市场。

首秀遭遇了挫折，大家意识到，反义寡核苷酸药物的研发比一开始想象的要复杂得多，不少公司先后撤出这个领域，但伊奥尼斯制药没有放弃，他们的科学家和投资者耐着寂寞，在这个领域里继续探索。

开发反义寡核苷酸药物有一个很大的难题，就是药物递送。反义寡核苷酸通常是由12—25个核苷酸单元组成的单链RNA，如果不进行化学修饰，它们是不能渗透过细胞膜的，并且对各种核酸酶（包括内切酶和外切酶）的降解也非常敏感，注入体内之后的半衰期只有几分钟，没有足够的时间与靶点结合而起效。

为此，伊奥尼斯制药从一家丹麦公司引进了RNA化学修饰的平台化技术，可以系统性地高效合成新颖的RNA分子片段，同时还能更精准地控制产物的立体化学。经过几次迭代之后的寡核苷酸在成药性上有了很大的改善。新一代的寡核苷酸不容易被核酸酶降解，体内半衰期显著延长，细胞毒性降低，具有更好的细胞靶向能力，被业界普遍看好。

经历了早期失败而堕入低谷的反义寡核苷酸药物领域又一次蹿红了。正在积极寻找新靶点的伊奥尼斯制药注意到了克雷纳团队在SMA领域里发表的一些早期研究结果，决定与之合作，把基础研究的成果转化为治疗SMA的药物。从2004年开始，他们系统性地设计反义寡核苷酸分子，在伊奥尼斯制药的独家平台上合成与纯化，然后到冷泉港进行筛选，希望能从中找到安全有效的SMA治疗药物。

小鼠模型的重要发现

如果说系统性的合成与筛选是现代药物研发必不可少的技术平台，那么疾病的动物模型就是现代药物研发绕不过去的一道坎。

克雷纳团队选定的靶点是 SMN2 基因上的一个特异性位点（ISS-N1）。他们的研究发现，通过反义寡核苷酸分子与这个基因位点的靶向结合，可以促进 SMN2 基因在转录时保留外显子 7，产生出全长的 mRNA，从而提高功能性 SMN 蛋白的生成，具有非常精准的特性。

但长期的实践经验告诉我们，绝大多数试管里的生物化学实验结果，甚至细胞水平的离体实验结果，都是无法在体内重复的。如果我们给健康的实验动物用药，虽然可以观察是否出现毒副作用，但无法测量其有效性，也就是疾病状态的改变。只有在患有同样或者很类似的疾病的动物身上进行试验，才可能看出是否安全有效。

就在克雷纳博士的团队设法修复 SMN2 基因表达的同

时，SMA 的小鼠动物模型建成了。这是一个非常关键的突破性进展，这个动物模型的建立为各种实验性疗法提供了临床前筛选的平台，也为 SMA 发病机制和疾病调控提供了很好的研究对象。

在目前已知的所有物种里，只有人和巴诺布黑猩猩有 SMN2 基因，其他物种（包括普通的黑猩猩）都没有。从进化的角度看，SMN2 基因出现对物种生存显然是有好处的。没有 SMN2 基因的物种，只要 SMN1 出现功能丧失性突变，结果一定是致命的。小鼠没有 SMN2 基因，所以敲除小鼠的 SMN1 基因也是致命的，这就给建立小鼠的 SMA 疾病模型增加了不少技术难度。实验人员在敲除 SMN1 基因的同时，还必须人工植入 SMN2 基因，小鼠才有可能存活。这样做的好处是，植入的 SMN2 基因的拷贝数是可控、可增减的。实验结果显示：植入不同拷贝数的 SMN2 基因，培育出来的转基因小鼠是很不一样的。如果植入 2 个拷贝，小鼠能短暂地存活 5 天，而且会出现 SMA 的典型症状；如果植入 8 个拷贝，培育出来的转基因小鼠就可以长时间存活，而且表型也基本正常。

这些重要的实验结果给了项目团队（伊奥尼斯制药 / 冷

泉港实验室）极大的信心：如果能通过反义寡核苷酸药物提高 SMN2 基因的正常表达，在小鼠的疾病模型上应该也能获得成功。于是，华益民博士埋头苦干，从 2008 年开始，花了一年多时间，对当时已经发表的台湾温和型小鼠模型进行了改进，在实验室里成功培育出了存活率较高的、适合做药物筛选的转基因小鼠（统称“台湾严重型模型”)。这些小鼠出生后，有半数会出现 SMA 的典型症状，在没有外界干预的情况下只能存活 10 天。

华博士开始在这些小鼠上做试验，把精心设计的反义寡核苷酸分子注射到小鼠的脑脊液里，然后观察它们的变化。结果显示，反义寡核苷酸的干预可以在活体的细胞中纠正 SMN2 基因的剪接错误，把 SMN2 的正常表达提高到接近 SMN1 的水平，但这些小鼠的寿命只能延长大约 1 周，治疗效果并不十分理想。很有些沮丧的华博士在一次实验后偶然发现，其中的两只小鼠竟然奇迹般地活了好几个月，整个团队都为之兴奋不已！原来，在给这两只小鼠进行脑室注射时，反义寡核苷酸分子并没完全进入脑室，有一小部分漏了出来，通过皮下进入了血液循环，这才出现了意想不到的结果。有了这个发现之后，他们意识到这些转基因小鼠的外周组织存在严重缺陷，这一点可能与人类 SMA 患者有差异。结果，通过皮下注射的方式给药，转基因小鼠的寿命果然延长至原先的 20 倍以上。[7]

另外，他们还发现了一个很有意思的现象：这些转基因小鼠尾巴的长度是直接与它们的 SMN2 基因表达正相关的，SMN2 基因表达越低，小鼠病得越厉害，它的尾巴就越短。给刚刚出生的转基因小鼠注射了不同剂量的反义寡核苷酸试验药物之后，根据 SMN2 基因表达修复程度的不同，这些小鼠的尾巴会长成不同的长度，竟然成了筛选药物的一个直观标准，加快了项目的推进速度。

很快，项目组选定了一个代号为 ASO-10-27 的反义寡核苷酸分子作为候选药物，由伊奥尼斯制药接手启动了试验药物授权研究（IND Enabling Studies），包括严格条件下的各种药效学、药代动力学、药理和毒理学以及动物安评试验等多项研究，为该化合物的申报和进入临床试验铺平道路。

诺西那生钠终成正果

在谈到 SMA 药物的临床开发时，一位神经性疾病专家动情地说："我以前行医，最难受的事之一就是接诊 SMA 的患儿。因为那时无药可用，除了安慰患儿和他们的家长，我真的一点办法都没有。看着这些坐在特殊轮椅里的孩子，有些还戴着呼吸机，其中还有不少剩下的日子已经不多了，我感觉非常无助。我常常为他们祈祷，希望安全有效的药物能早日进入临床。"

2011 年底，这一天终于来了。伊奥尼斯制药在完成了 ASO-10-27 的临床前研究之后，自筹资金开启了 SMA 实验药物的一期临床试验，药物的代号为"ISIS-SMNRx"［后改名为"诺西那生"（Nusinersen）］。2012 年，伊奥诺斯制药开始与神经性疾病药物开发经验丰富的渤健制药公司（Biogen, Inc.）合作，加速推动该项目的二期临床试验。

考虑到 SMA 及其患者的特殊性，最先开始的是一项开放标签（open label）的一期临床试验，对 28 名 2—14 岁的 SMA 患者进行了不同剂量的单次鞘内注射（intrathecal injection）[8]。试验结果显示，受试患者对实验药物 ISIS-SMNRx 的四种递增单剂量（1、3、6 和 9 毫克）都呈现出良好的耐受性，血浆和脑脊液中药物的水平与剂量相关。尤其值得一提的是，接受 9 毫克剂量的受试患者还出现了一些可观察到的临床疗效，非常令人鼓舞。

在这个基础上，临床团队又对 20 名年龄在 3 周至 7 个月之间的婴儿患者进行了开放标签、剂量递增的二期临床研究。参与者在第 1 天、第 15 天、第 85 天和第 253 天接受 6 或 12 毫克 ISIS-SMNRx 药物鞘内注射。结果显示，与治疗前的基线相比，在高剂量下观察到了运动功能的轻度改善。更重要的是，病理解剖的分析表明，鞘内注射后药物广泛分布在整个脊髓和大脑中。虽然没有包括对照组，但该试验结果为婴幼儿 SMA 患者参与的大型三期临床试验的设计提供了非常关键的信息。

代号为 ENDEAR 的研究是一项三期、随机、双盲、假操作对照研究。121 例确诊为 5q 型 SMA 的婴儿期发病型患儿，诺西那生组 80 名。主要终点显示用药组达到运动里程碑反应的患儿百分比显著高于对照组（51% 对比 0%）。用药组的患儿中有22%能实现完全头部控制，10%能翻身，8%能独坐立，1%能站，对照组均为0。用药组无事件生存概率显著高于对照组（死亡或永久性使用辅助通气的风险比：0.53）。次要终点中总生存概率显著高于对照组（死亡风险比：0.37）。用药组患儿的CHOP-INTEND（Children's Hospital of Philadelphia Infant Test of Neuromuscular Disorders，费城儿童医院婴儿神经肌肉疾病测试）的得分显著高于对照组（71%对比3%）。

另外几项关键性的临床研究（代号为CHERISH、NURTURE等）结果也都先后证实了ISIS-SMNRx实验药物能显著增加SMA 1型患者的生存时间，可以帮助改善各型SMA患者的运动、呼吸功能，显著改善1型患者的呼吸、吞咽功能。尤其可喜的是，早期基因诊断后的症状前治疗能改变SMA的自然进程，有可能使那些即将发展成为1型或2型SMA的患儿几乎达到与正常儿童相似的运动发育水平。由此可见，早期的基因筛查对于SMA的有效治疗有着非常重要的意义，应该成为医药界的努力方向。

2015年，几项关键的三期临床试验尚未结束，但是其中一项有关婴儿患者的治疗试验被监管部门突然叫停了：不是试验出了问题，而是中期分析结果已经足以令人信服，不能让对照组的受试婴儿继续使用安慰剂，因为留给那些患儿的时间已经不多了，必须立刻改成药物治疗。

2016 年，美国食品药品监督管理局（FDA）批准了实验药物的上市，诺西那生钠（Nusinersen Sodium，商品名 Spinraza）注射液诞生了，用于 5q 型 SMA 的治疗。[9]2019 年，诺西那生钠注射液经快速审评审批通道获得中国药品监督管理局的上市批准。

沐浴在新一天的阳光里

故事又回到了开篇时的 2 型 SMA 患者，20 岁的温州女孩包珍妮。对她来说，每一天太阳的升起都是特别值得期待的。

满怀着希望，她迎来了 2022 年的第一个日出。这一天，中国新版国家医保药品目录落地执行，诺西那生钠注射液赫然在列，而珍妮也在温州医科大学附属第二医院接受了第一次诺西那生钠注射。两个多月后，曾经仅一根手指能活动的她，整个手掌都能动了。

大洋彼岸的艾莉亚从一开始就参加了诺西那生钠的临床试验，虽然仍旧要坐轮椅，但她现在已经是耶鲁大学的学生了。她感恩父母早年的爱心投资，他们创立了 SMA 基金会，为天下的 SMA 患者寻找治疗方法，包括大力赞助冷泉港的研究项目，并最终获得了成功。

目前，关于诺西那生钠的真实世界研究数据不断增多，比较一致地反映了关键临床研究的治疗获益，同时也在回答各种临床实际治疗中遇到的问题。截至 2021 年底，全球临床使用经验已经超过七年的时间，共计超过 11 000 名各种分型及年龄的 SMA 患者接受了治疗。

因为有了诺西那生钠，越来越多的 SMA 患者跟包珍妮和艾莉亚一样，正沐浴在新一天的阳光里。

2022 年 3 月于新泽西

注　释

[1] Ingrid Verhaart, Agata Robertson, Ian Wilson, Annemieke Aartsma-Rus, Shona Cameron, Cynthia Jones, Suzanne Cook and Hanns Lochmüller, “Prevalence, incidence and carrier frequency of 5q-linked spinal muscular atrophy — a literature review”, *Orphanet J. Rare Diseases*, **2017**, *12*, 124.

[2] 脊髓性肌萎缩症基金会官网：https: //smafoundation.org/。

[3] Lefebvre, S., Bürglen, L., Reboullet, S., Clermont, O., Burlet, P., Viollet, L., Melki, J. “Identification and characterization of a spinal muscular atrophy-determining gene”, *Cell*, **1995**, *80(1)*, 155.

[4] 冷泉港实验室官网：https: //www.cshl.edu。

[5] 前缀“oligo-”源于希腊语，意为“少”或“寡”。

[6] Karishma Dhuri, Clara Bechtold, Elias Quijano, Ha Pham, Anisha Gupta, Ajit Vikram and Raman Bahal, "Antisense Oligonucleotides: An Emerging Area in Drug Discovery and Development", *J. Clin. Med.*, **2020**, *9*, 2004.

[7] Hua Y, Sahashi K, Rigo F, Hung G, Horev G, Bennett CF, Krainer AR. "Peripheral SMN restoration is essential for long-term rescue of a severe spinal muscular atrophy mouse model", *Nature*, **2011**, *478(7367)*, 123.

[8] 鞘内注射是一种特殊的给药途径，直接将药物注射到脊柱椎管或蛛网膜下腔，使药物能到达脑脊液，可用于脊髓麻醉、镇痛以及中枢神经疾系统病的治疗。

[9] 在项目早期的筛选和优化过程中，一般以实验记录、合成日期等作为化合物的代号（ASO-10-27）；申报临床试验时，制药公司一般会以公司名称和适应证的缩写换一个代号（ISIS-SMNRx）；最后，在药物上市前，制药公司会根据FDA提供的词根起一个药物名称（Sodium Nusinersen），并自己起一个商品名称（Spinraza）。诺西那生钠对非5q型SMA不适用。

第二章

超越美容与养颜：法国药用黏土思密达®

黏土从一开始就是人类历史中不可分割的一部分，从最古老的建筑材料到现代的护肤产品，都有黏土的影子。虽然现在已经不很流行将黏土直接用于疾病治疗，但止泻药物思密达是一个例外。它的有效成分是一种法国绿黏土——蒙脱石，以发现地法国小镇蒙莫里昂命名。蒙脱石散是一种很强的吸附剂，能够吸附多种有害的微生物和病毒，它被成功地开发成一种非处方止泻药。临床研究表明，思密达可以减轻不同类型腹泻的严重程度并缩短恢复时间。 它还有助于恢复胃肠道内壁的完整性并促进肠道菌群的正常化。活性成分蒙脱石散是百分百纯天然的，不会被吸收进入血液，从而最大限度地减少了副作用。

Clay has been an inseparable part of human history since the very beginning, from construction materials of ancient to beauty and skincare products of recent. Although clay products for therapeutic applications are no longer popular in modern days, Smecta is an exception. Its main active ingredient is a type of natural occurring French green clay — montmorillonite, named after the small town of Montmorillon, where it was discovered. Montmorillonite powder is a very strong absorbent and can adhere to various harmful germs and viruses. It was successfully developed into an over-the-counter anti-diarrhea drug. Clinical studies have shown that Smecta can reduce the severity and shorten the recovery time of different types of diarrhea. It also helps to restore the integrity of the GI lining and to promote normalization of the gut microbiome. The active ingredient Montmorillonite powder is 100% natural and cannot be absorbed into the bloodstream, thus, minimizing its side effects.

蒙莫里昂：不只有马卡龙

在法国中西部新阿基坦地区的维埃纳省普瓦捷以南 50 公里处，有一座古老迷人的小镇，叫“蒙莫里昂”（Montmorillon）。加尔汤普河从市中心蜿蜒而过，厚重的石拱桥和尖顶教堂交相辉映，弥漫着法国乡间浓厚的浪漫气息。

蒙莫里昂历史悠久，有“文字与书籍艺术之城”的美誉。如果有机会在它的老城区漫步，你肯定不会错过各种各样的书店，以及与制书和书法等主题相关的工作室。这里经常会举办书展和以书籍为主题的各种特别展览，比如早期印刷技术的展览等，吸引了世界各地的图书爱好者。

蒙莫里昂最广为人知的特产是马卡龙，在市中心还专门设有一座马卡龙博物馆。虽然历史考证显示马卡龙最早出现于中世纪的意大利，但是让它进入巴黎的沙龙，最终誉满全球，成为甜品至尊的是两名修女，被后人称为“马卡龙姊妹”。在法国大革命期间的 1792 年，姊妹俩到乡下避难，靠烘焙并出售糕点和甜品为生，她们制作的马卡龙深受当地顾客的喜爱，供不应求。消息不胫而走，传遍了全法国。到了 20 世纪初，马卡龙终于出现在了巴黎上流社会的沙龙里，顿时身价倍增，成为最著名的法国甜品之一。

当然，蒙莫里昂不只有马卡龙，这个小镇还出产一种以镇名命名的矿产——蒙脱石（montmorillonite）。以它为有效成分的腹泻治疗药物蒙脱石散（Diosmectite），也就是思密达®（Smecta®），正是我们这个故事的主角。

黏土矿物，人类文明之不可或缺

说起蒙脱石，肯定大多数人都不熟悉。但说起它的矿产来源——绿色黏土，应该有不少人是听说过的，因为它一直被相当广泛地应用于美容与护肤产品。下次你可以留心一下，说不定你正在使用的护肤产品中就含有法国绿色黏土。

黏土泛指有黏性的细颗粒天然土壤，由硅酸盐矿物在地球表面经过长期风化后形成。黏土颗粒受潮后会包裹一层水分子膜，变得柔软并产生可塑性；在干燥或烧制时又会失去水分子膜而变硬变脆，失去可塑性。黏土含有多种硅酸铝盐矿物质，除了铝之外，一般还含有少量的镁、铁、钠、钾和钙等元素。大多数纯黏土矿物是白色或浅色的，但天然黏土会因为不同的矿物质而呈现出多种颜色，例如少量的氧化铁会使土壤呈红色或褐色，成为我们常见到的“红土”。

由于它的可塑性，黏土很早就被我们的祖先所利用，几乎在所有的史前文化里都可以找到黏土器物的踪迹。它是已知最古老的陶瓷和建筑材料，已出土的最古老的史前陶器碎片来自日本本州中部，与绳文文化有关，回收的矿床可追溯到公元前 14000 年前后。直到今天，地球上还有很高比例的人口居住或工作在（主要）由黏土制成的建筑物中。

黏土可用于制作各种具有实用性的陶器，比如炊具和餐具，以及墙砖和地砖等建筑产品；黏土也可用于多种装饰性的艺术品制作，比如造型艺术（陶塑）、手工艺品、雕塑，甚至像陶笛和埙那样的古老乐器。文字出现之后，用黏土制成的泥板又成了第一个已知的书写媒介。毫不夸张地讲，黏土一直伴随着人类文明的进步。

黏土可以根据其所含的矿物分成四种类型。高岭石（kadinite），也叫“瓷土”（china clay），是一种柔软的白色黏土矿物，其使用可追溯到公元前 3 世纪的中国；黏土（smectite）又叫蒙脱石，是含有不同数量碱金属和碱土金属的矿物质，吸收水分后能显著膨胀；伊利石（illite）是一种非膨胀黏土材料，一般含有硅、铝、铁、镁和钾；绿泥石（chlorite）主要含亚氯酸盐，本身不再被认为是黏土化合物，但可以作为矿物存在于某些黏土中。

黏土矿物一个共同的微观特征是片状的几何结构，这个片状结构的水合硅酸盐通常称为“页硅酸盐”。天然黏土颗粒的直径一般小于 4 微米，石英、云母、长石、铁和氧化铝的颗粒略细，直径 1—2 微米，而胶态黏土颗粒则更细，直径小于 1 微米，存在于层状硅酸盐中。[1]

黏土矿物作为一种储量丰富、廉价和多用途的材料形式，在现代工业中依然有着不可替代的重要作用。除了前面提到的可塑性，它还具有柔韧性、多孔性、有形性和气候适应性等特性。大家都非常熟悉的陶瓷工业就不用说了，建筑工业中的水泥和耐火材料也是以黏土矿物作为主要原料的；在化工领域，除了作为油漆和涂料的基础，黏土矿物还被普遍用于化学过滤和吸附。

其实，黏土矿物作为药用的历史也非常久远，药用黏土的第一次使用记录可以追溯到公元前 2500 年前后的美索不达米亚。[2] 古埃及人也广泛使用黏土，公元前 1550 年前后的重要医学书籍《埃伯斯纸莎草书》中就描述了使用赭石（一种含有氧化铁的黏土矿物）来治疗各种疾病，包括肠道疾病和眼部疾病的过程。

在现代医药学中，无论是外用还是内服，以黏土矿物为主要有效成分的药物已经不多见了。但是，最早在法国发现和开采，后经过科学家研发生产的蒙脱石散成功通过了现代临床医学的检验，成为腹泻治疗的基础用药，这就是今天故事的主角：思密达®。

药用蒙脱石散，超越美容与养颜

1847年，有人在蒙莫里昂发现了有开采价值的黏土，就以这个小镇的名字把它命名为“蒙脱石”。

其实，蒙脱石的矿床遍布世界各地，目前已经勘探确定的有五大分布区域，即喜马拉雅山脉（中国）、乌拉尔山脉（巴基斯坦）、高加索山脉（格鲁吉亚、俄罗斯）、安第斯山脉（秘鲁、厄瓜多尔）和瓦萨奇山脉（美国），现在都属于自然保护区。蒙脱石可以在洞穴环境中形成和转化。洞穴里的铝硅酸盐在自然侵蚀过程中先是慢慢地溶解在水中，饱和后又会慢慢地长出微晶，形成蒙脱石黏土矿物。形成蒙脱石最常见的方式则是火山和湖泊的结合。炽热的火山灰进入水中后会迅速发生变化，凝结成细小的微晶颗粒，以黏土形式沉积到湖底。根据火山灰所含化学物质的不同，沉积下来的黏土矿物也会有所不同。

在法国人发现它之前，蒙脱石（当然那时还不叫“蒙脱石”）早已进入了人类的生活，蒙脱石入药也有很长的历史。

考古记录显示，蒙脱石用药可能存在于世界各地的两百多种不同的文化中，包括古埃及人、阿兹特克人、墨西哥原住民的文化等。

蒙脱石是一种非常柔软的页硅酸盐矿物，与其他类型的黏土矿物相比，它最主要的特性是超强的吸附和膨胀特性。蒙脱石遇水后会急剧膨胀，体积能增加至原来的数倍。[3] 膨润土的主要成分也是蒙脱石。在自然界中，暴露在雨水里的膨润土层会慢慢地膨胀，干燥后又会发生龟裂，形成类似爆米花的表面纹理。

基于蒙脱石的吸附特性，我们已经开发出了不少以它为基质的美容与护肤产品和疗法。绿泥浴是一种受到许多顾客欢迎的美容护肤疗法，因为蒙脱石能有效地从皮肤和头发中吸出杂质，深度清洁皮肤和头发，所以蒙脱石被用于洗发液，可以去除头发上过多的天然油脂并使头发保持干燥。许多净化面膜里也含有蒙脱石，这种面膜可以每周或每天一次用在有皮肤问题的地方。这种神奇的法国黏土还可以制成环保除臭剂，甚至开发成牙膏的主要添加剂。

二战后，世界上大部分地区千疮百孔，卫生条件一度相当恶劣。多种传染性疾病开始暴发，感染性腹泻的发生率和死亡率也随之显著上升，许多制药公司开始研发腹泻药物。20 世纪 60 年代，法国科学家雅克·德·拉帕伦（Jacques de Laparen）对多种类型的黏土进行了研究，发现了蒙脱石散在腹泻治疗方面的潜力。研究结果显示，进入肠道的蒙脱石散能有效吸附有害病毒及细菌，不仅可以止泻，还可以修复受损的肠黏膜，起到恢复肠道菌群、保护肠黏膜的作用。因为蒙脱石散不会被吸收而进入血液循环，而是会随消化道自身蠕动排出体外，所以较少安全隐患。基于这些基础研究的结果，第一家生产药用蒙脱石散的公司诞生了，该公司建立了严格的工艺和质检流程，为蒙脱石散的临床研究铺平了道路。

1975 年，在严格的临床试验确认了疗效和安全性之后，历史悠久的法国黏土蒙脱石终于超越了美容养颜，进入现代医药领域，成为治疗多种急慢性腹泻的基础用药，这就是第一个药用蒙脱石散思密达®。这个产品已经服务全球患者近 50 年，出售了 150 亿剂，近 7 亿个疗程，获得了巨大成功。1992 年，思密达®进入中国，到 2022 年已经整整 30 个年头了，始终保持品类市场领头羊的地位。

腹泻起因多样，危害不可轻视

说起腹泻，也就是“拉肚子”，不但每个人都知道，而且每个人肯定都得过，但是每个人的重视程度很不一样，不同的文化中还有不同的传统，包括一些没有数据支持的流行说法。

在现代医学里，腹泻是指排便次数多于平时，粪便量增多，含水量增加，粪便变稀。具体地说，每日排便 3 次或以上，且粪便性状异常，如稀便、水样便、黏液便、脓血便或脂肪便等，并且可能含有异常成分，如未经消化的食物、黏液、脓血或脱落的肠黏膜等。

按照腹泻的进程，我们把它分成三类：急性腹泻，一般在两周内可以恢复正常；迁延性腹泻，发病的时间可持续 2—4 周（未成年人可能持续 8 周）；慢性腹泻，症状持续 4 周以上。

根据腹泻的起因，我们又可以把腹泻分成感染性腹泻和非感染性腹泻。感染性腹泻指所有病毒、细菌、真菌、寄生虫等病原微生物感染引起的腹泻，而引起非感染性腹泻的则可能是药物和食物过敏等。感染性腹泻的发病率在中国一直占据肠道传染病的首位，其中病毒感染导致急性腹泻病的比例又远远超过其他病原体。据统计，2015 年中国病毒性腹泻占比 91.0%，细菌性腹泻占比仅 8.8%，其他类型就更少了。[4] 感染性腹泻发病季节呈双峰分布，高发期为夏季和冬季；夏季以细菌感染为主，冬季则以病毒感染为主。

在病毒性腹泻中，轮状病毒是第一大病原体。患者以 0—5 岁儿童居多，占轮状病毒腹泻患者总数的 97% 以上，儿童患者中又有超过一半是 1 岁以下的幼儿。[5] 据统计，中国每年约有 1 800 万名婴幼儿患轮状病毒感染性胃肠炎。从 2003 年到 2012 年，中国因腹泻死亡的 5 岁以下儿童超过 12 万，其中约有 54 000 人是由于轮状病毒感染而死亡，约占腹泻死亡总人数的 42%。[6]

也许是因为腹泻太常见了，很多人对其重视程度不够。据调查，中国成年人急性腹泻的就诊率还不到 40%。中国有句谚语说“好汉顶不住三泡稀”，除了乏力、倦怠等表现，腹泻对身体的伤害也是实质性的。

急性腹泻患者要面对的第一个危险是脱水，以及由此引起的电解质紊乱和酸碱失衡。一旦出现严重脱水又未及时有效地补液，患者有可能因为脱水而出现昏迷，严重时会危及生命。

感染性腹泻一般都会造成不同程度的肠黏膜破损。肠黏膜是防止有害物质入侵，维持体内环境稳定的重要屏障，由肠道黏膜上皮细胞、细胞间紧密连接等构成。致病微生物入侵之后引起的腹泻首先会造成黏液层免疫球蛋白的流失和肠道菌群的失衡，然后会出现黏膜糖蛋白和绒毛的剥离、膜细胞间桥的开放，最后导致上皮的完全破坏。这时，肠黏膜会发生功能障碍，通透性增高，导致肠源性感染，甚至多器官功能衰竭。消化道黏膜损伤的患者会发展成长期的慢性腹泻，造成消化和营养不良，若不及时治疗会严重影响生活质量。

世界卫生组织对急性腹泻的治疗设立了四个目标[7]：首先是预防脱水，其次是治疗脱水，然后是补充营养，最后是减轻腹泻严重程度和缩短腹泻病程。及时治疗脱水和补充营养至关重要，可以通过口服或静脉补液，同时服用益生菌制剂和胃肠黏膜保护剂来增加营养的吸收。至于如何减轻和治疗腹泻，那就要用到止泻的药物了。

蒙脱石散，治疗腹泻的基础用药

蒙脱石散作为黏土矿物质的一种，它最主要的特性是超强的吸附性。

目前已知蒙脱石散对多种细菌、病毒以及细胞毒素有很强的吸附作用，包括葡萄球菌、溶血毒素、马钱子碱、大肠杆菌毒素等。非常有意思的是，进一步的研究结果还显示，蒙脱石散对不同微生物的吸附具有一定的选择性，有扶植肠道中厌氧菌、提高双歧杆菌在肠道中的水平和调节肠道菌群紊乱的作用，比如，服用蒙脱石散五天后，患者的肠道菌群趋向正常，双歧杆菌较治疗前增加 158 倍。[8] 因为蒙脱石散对于有害微生物的吸附作用是广谱的，所以它就可以作为多种腹泻治疗的基础用药。

在人源肠道细胞中，蒙脱石散通过吸附，不但能降低轮状病毒的载量，还能有效地抑制病毒的复制，降低感染引起的细胞毒性作用，从而起到保护肠上皮细胞的作用。[9] 这项基础研究结果从作用机理上为蒙脱石散治疗轮状病毒引起的腹泻提供了直接的证据，并且在后来的临床试验中得到了进一步的证实。

在一项 2011 年发表的随机、双盲和安慰剂对比临床研究中，346 例 18—65 岁的成年急性水样腹泻患者被随机分为蒙脱石散组（173 人）和安慰剂组（173 人）。受试者从第 1 天至第 4 天严格按照每日 3 次、每次 2 袋（每袋 3 克）的要求服用蒙脱石散或安慰剂，从第 5 天开始可根据自己的症状做调整，直至腹泻痊愈，服药时间最多不超过 7 天。意向性分析（ITT）结果显示，蒙脱石散组受试者的中位至痊愈时间为 53.8 小时，显著低于安慰剂组的 69.0 小时，蒙脱石散组可减少 15.2 小时的至痊愈时间。在接受治疗的 0—36 小时、0—48 小时、0—60 小时和 0—72 小时时间段内，蒙脱石散组累积痊愈患者比例分别为 28.5% 、43.7%、52.5% 和 60.8%，均高于安慰剂组在相同时间段内的痊愈者比例（19.2%、29.5%、41.0% 和 50.0%），其中 0—48 小时和 0—60 小时这两个时间段内两组受试者痊愈率的差异是有统计学意义的。[10]

我们都知道腹泻的高发人群是儿童，许多家长自然就会问：蒙脱石散是否也能用于儿童的腹泻？更重要的是，蒙脱石散给儿童服用安全吗？

儿科用药在安全性方面的要求是很高的，必须以严格的临床试验数据作为依据。2009 年发表的一项针对儿童急性水样腹泻的跨地区（马来西亚、秘鲁）多中心的随机双盲安慰剂对照临床研究结果显示，在纳入的 602 例（马来西亚 302 例，秘鲁 300 例）1—36 个月龄患急性水样腹泻的婴幼儿受试者中，服用蒙脱石散的患儿在排便总量和排便频率上都明显低于服用安慰剂的患儿。[11] 2015 年发表的一项荟萃分析在总结了截至 2014 年 5 月蒙脱石散与安慰剂对照的 13 项针对婴幼儿腹泻患者的临床试验数据之后，得出了大致相同的结论：与安慰剂相比，蒙脱石散能显著降低急性腹泻患儿的排便频率，缩短腹泻持续时间，提高治愈率。[12]

为了满足儿童的用药需求，思密达®2008 年还在中国上市了更加适合儿童的水果口味的剂型，解决了妈妈们“喂药难”的担忧，因此荣获了“2021 年度妈妈信赖品牌”奖。

药用蒙脱石散思密达®的原料是来自地中海无人火山岛的高品质天然矿石，具有高纯度和高均匀度等特性，杂质含量极低，与普通工业用和外用黏土矿石不是同一品类。经过长期实践后建立的干湿相间的纯化和灭菌工艺不仅保证了蒙脱石散作为内服药物的安全性，同时也不会破坏天然蒙脱石的微观结构以及超强的吸附性能。另外，精细的研磨工艺还保证了蒙脱石散中有效矿物成分的颗粒度，在尽可能增加表面积（有利于吸附）的同时，还能防止颗粒过细以致被肠道吸收而进入血液循环。整个生产过程中竟有多达 99 个质量监控测试！

品质合格的蒙脱石散的有效成分是不会被吸收的，它们会停留在肠道中，有效吸附各种有害的病原体，还会附着在肠黏膜的表面，改变其通透性，起到保护和修复作用，最终被排出体外。[13] 因为蒙脱石散的有效成分不会进入血液，不会与其他药物产生作用而引发不良反应，所以可用于缓解多种疾病并发的腹泻，例如，监护中的新冠肺炎患者如果出现腹泻，蒙脱石散是被推荐使用的。[14]

水土不服有望轻松搞定

腹泻是我们每个人都要面对的常见病。尽管全球的卫生状况不断改善，公共卫生意识也有很大的提高，但腹泻仍然是全球主要的疾病负担之一。2016 年全球有记录的腹泻病例超过 44 亿例，其中有 160 万例死亡，在导致生命损失的常见病因中排名第八，值得引起大家的重视。

腹泻的主要原因多与不洁饮食有关，这类属于感染性腹泻。最常受污染的食品包括各类熟肉制品、冷荤菜肴、外卖、生牛奶，还有禽蛋及蛋制品、乳酪及蔬菜、水果、饮料、冰块。食品污染常发的地点有工厂、学校的集体食堂，卫生状况不良的餐馆等，而导致人们感染腹泻的原因主要是受污染的食品在食用前未经彻底加热。随着生活方式的改变，熟食、罐装食品的普及和增加，致泻性大肠杆菌和沙门氏菌在感染性腹泻中的检出率逐年上升。

有一类特殊的感染性腹泻，因在旅途中较为常见，被称为“旅行者腹泻”。在中国，大家常说的在异域他乡“水土不服”大多也属于这一类。旅行者腹泻一般发生在到达旅行地后的4—14天内，感染与非感染均有可能。感染性的旅行者腹泻的病原体通常由水和食物传播，以细菌为主，致泻大肠埃希菌最常见，其次为沙门菌、弯曲菌和志贺菌。非感染性的旅行者腹泻包括过敏和消化不良等引起的腹泻。

人在旅途，日程安排相对紧凑，寻医抓药都不方便，腹泻会给旅行者带来很大的困扰。为此，生产蒙脱石散思密达®的法国益普生制药公司专门研发一种“免冲即服”的思密达®新剂型（Ready to use Smecta suspension），不用加水调匀，撕开包装即可直接服用，解决了旅行者的一个后顾之忧。

下次出门别忘了带上几包哦。[15]

2022年2月初稿于新泽西

注　释

[1] Rautureau M, Liewig N, Gomes C, Katouzian-Safadi M. Argiles et

santé. *Propriétés et thérapies*. Éditions Lavoisier, **2010**.

[2] Carretero I, Pozo M. "Review Article Clay and non-clay minerals in the pharmaceutical and cosmetic industries Part II. Active ingredients", *Applied clay Science*, **2010**, *47(3–4)*, 171–181.

[3] Ghadiri M, Chrzanowsk W, Rohanizadeh R. *Biomedical applications of cationic clay minerals*, *RSC Adv*. **2015**, *5*, 29467–29481.

[4] 张平等，《我国2014—2015年其他感染性腹泻监测现状分析》，《中华流行病学杂志》，2017年第38（4）期，第424—430页。

[5] 刘海霞等，《国内外人轮状病毒腹泻流行趋势和疾病负担研究进展》，《中华预防医学杂志》，2013年第12期，第328—332页。

[6] Zhang J, Duan Z, Payne D C, et al. "Rotavirus-specific and Overall Diarrhea Mortality in Chinese Children Younger than 5 Years: 2003 to 2012", *Pediatric Infectious Disease Journal*, **2015**, *34(10)*, 233–237.

[7] WHO diarrhea treatment guideline **2005**.

[8] 王俊侠等，《思密达治疗腹泻患儿肠道微生态学观察》，《中国临床药理学杂志》，1995年第11（3）期，第134—137页。

[9] Buccigrossi V, et al. "Mechanisms of antidiarrhoeal effects by diosmectite in human intestinal cells", *Gut Pathog*, **2017**, *9*, 23.

[10] Khediri F, et al. "Efficacy of Diosmectite (Smecta) in the Treatment of Acute Watery Diarrhoea in Adults: A Multicentre, Randomized, Double-Blind, Placebo-Controlled, Parallel Group

Study", *Gastroenterol Res Pract*, **2011**, 783196.

[11] Guarino A, et al. "Smectite in the Treatment of Acute Diarrhea: A Nationwide Randomized Controlled Study of the Italian Society of Pediatric Gastroenterology and Hepatology (SIGEP) in Collaboration With Primary Care Pediatricians", *JPGN*, **2001**, *32*, 71–75.

[12] Das R, Sankar J, Naik S, "Efficacy and safety of diosmectite in acute childhood diarrhoea: a meta-analysis", *Archives of Disease in Childhood*, **2015**, *100(7)*, 704–12.

[13] Dupont C, Vernisse B. "Anti-diarrheal effects of Diosmectite in the treatment of acute diarrhea in children", *Pediatric Drugs*, 2009, *11(2)*, 89–99.

[14]《中华医学杂志》, 2020, 100: 网络预发表, DOI: 10.3760/cma.j.cn112137-20200308-00645。

[15] 本章定稿时，免冲即服思密达®在中国仍未上市。

第三章

阿普米司特的故事：『银』影之下的一束亮光

许多银屑病患者生活在疾病的阴影中，总是为自己的皮肤感到尴尬，甚至沮丧。治疗斑块型银屑病和银屑病关节炎的阿普米司特的研发成功就像是一道投射到阴影上的光亮，显著提高了患者的生活质量。磷酸二酯酶-4在炎症和免疫调节等重要细胞过程中有着关键的作用，通过研究这种已知药物靶点，研究人员发现了它在银屑病治疗中的应用方式。通过仔细的优化，该团队能够平衡磷酸二酯酶-4家族不同亚型之间的活性，找到了具有理想特性（比如最小化脱靶活性和大安全窗口）的新化合物。严格的临床研究表明，阿普斯特显著改善了银屑病患者的皮肤状况。有了这种新的有效治疗方法，我们可以期待越来越多的银屑病患者走出阴影。

Many patients suffering from psoriasis have lived their lives in the shadow of the disease, and constantly feel embarrassed, or even depressed of their own skin. The successful development of Apremilast for the treatment of plaque psoriasis and psoriatic arthritis is like a ray cast onto the shadow, and significantly improved quality of lives. PDE4 is known to play key roles in important cellular processes such as inflammation and immunoregulation. Researchers working on this old drug target found new applications in psoriasis treatment. Through careful optimization, the team was able to balance the activities amongst different subtypes of the PDE4 family, and discovered new compounds with desirable properties, such as minimized off-target activities, and large safety windows. Placebo controlled clinical studies showed that Apremilast significantly improved the skin conditions of psoriasis patients. With this new effective treatment, we can expect more and more psoriasis patients come out of the shadow.

达拉·托雷斯（Dara Torres）是世界泳坛的一个传奇，她五次参加奥运会，总共拿下了12枚奖牌。

她也是一名银屑病患者。1992年参加巴塞罗那奥运会训练时，托雷斯穿着泳衣，身上的红斑暴露在外，周围的人都在看她，让她感觉很不舒服。虽然并没有人直接问她是怎么回事，但她估计他们可能非常担心会被传染。

托雷斯一度想彻底放弃她从小热爱的游泳运动，不再参加奥运会了，但她的皮肤科医生鼓励她说："嘿，你去吧，你应该展现自己。世界上每个人的身体都有各种问题，你不应该因此而被歧视。"她在成为美国国家银屑病基金会大使时，拍摄了一段公益视频，公开了她的病情："没有什么能阻止我训练和比赛，银屑病也不能…… 这（指银屑病）是一种严重的疾病……但它不会传染。"

2008年，41岁高龄、产后刚满16个月的托雷斯重返泳坛，在北京奥运会上参加了三项短距离游泳比赛，均获得银牌，成为奥运史上年龄最大的游泳奖牌获得者。她充分展示了银屑病患者勇敢面对疾病的精神面貌，获得世人的称赞。

古老的疾病

银屑病亦称“干癣”或“牛皮癣”，其主要症状是出现干燥、片状的皮肤斑块，然后以浅色鳞屑的形式剥落，故称“银屑病”。[1] 这种慢性皮肤疾病由来已久，明确的文字描述可以追溯到公元前 400 年前后。

根据银屑病基金会的说法，其实早在公元前 2000 年之前，古埃及人就已经记录了多种皮肤病（应该包括银屑病在内）的治疗方法，例如，涂抹猫和狗的粪便、鹅油、混合海盐的洋葱和尿液等。公元前 400 年前后，古希腊“医学之父”希波克拉底将干燥、片状的皮肤斑块等症状描述为“lopoi”（意思是表皮），写进了医书，银屑病才有了正式的文字记载。

受限于当时的认知，希波克拉底的描述没有细分不同的皮肤病，把牛皮癣和包括麻风病在内的几种病混为一谈。直到公元前 100 年前后，著名的希腊医生盖伦首先使用“psora”一词来定义这种会产生鳞屑的皮肤病，认为它涉及眼睑、眼角和阴囊等处发痒的鳞屑。我们现在知道，银屑病可以发生在身体任何部位的皮肤，而盖伦医生注意到的这些区域很可能是当时发现的最常见的病变部位。

但是，在接下来的漫长时光里，银屑病和麻风病还是继续被混淆。因为麻风病具有高度传染性，需要通过隔离患者来防止扩散，长期以来麻风病患者一直遭受严重的社会歧视。虽然银屑病并不是传染病，但因为许多银屑病患者被误诊为麻风病，所以接受了相同类型的“治疗”，当然也包括社会孤立、宗教迫害等不公的待遇。在 14 世纪头十年，甚至还发生过将银屑病（或麻风病）患者置于火刑柱上焚烧处死等惨无人道的恶性事件。

1809 年，英国医生罗伯特·威兰（Robert Willan）率先创立“皮肤科”（Dermatology）作为医学的一个专门学科，他成为人类历史上第一位皮肤病专科医生（Dermatologist），是当之无愧的“皮肤病学之父”。威兰也是第一位对银屑病病变进行明确描述的医生，他还对不同类型的银屑病症状进行了图示，包括红色点滴状斑块等，对之后的银屑病诊断起到了巨大的作用。

1818 年，有“法国皮肤病学之父”美誉的著名皮肤科医生让-路易·阿里伯特（Jean-Louis-Marc Alibert）的研究结果把看似风马牛不相及的银屑病（皮肤病）与一种关节炎（骨科疾病）联系了起来，后人将这种关节炎命名为“银屑病关节炎”。

1841 年，奥地利皮肤病学家斐迪南·冯·赫布拉（Ferdinand Von Hebra）创立了新维也纳皮肤病学院（New Vienna School of Dermatology），为现代皮肤病学的研究和发展奠定了基础。赫布拉将现代研究方法应用于皮肤病学研究，他的研究成果使得医学界对该学科产生了广泛的兴趣。他首先确认银屑病与麻风病是完全不同的疾病，还因从银屑病的描述中去除“麻风”一词而闻名医学界，最终使这两种疾病彻底区分开。

毫不夸张地讲，现代皮肤病学就是伴随着人类对银屑病的研究而发展起来的。

研究前赴后继

虽然说人类认识银屑病已经有很长的历史了，但是对银屑病的起因所知甚少，所以其治疗也没有突破，长期停留在“试错”的阶段。

古埃及人所使用的鹅油除了油润皮肤，当然是不会有其他作用的。其后的几千年里，世界各地的传统医学尝试了许多种动物和植物来源的外用膏药，结果也都差不太多。在近代，煤焦油一度成为常见的银屑病外用药治疗方法，后来又从中发展出了将煤焦油与早期形式的紫外线光疗相结合的格克曼疗法，并沿用至今。光照的确可以减缓受影响的皮肤细胞的生长，但是也只能做到暂时性的缓解。一直没有有力的证据证明这些常规局部疗法或光疗对银屑病有切实的疗效。

20 世纪 50 年代，皮肤科医生终于取得了突破性的进展，他们发现外用的皮质类固醇软膏（topical corticosteroids）有助于缓解银屑病的症状，使用皮质类固醇软膏逐渐成为一种治疗银屑病的主要方法。皮质类固醇软膏虽然有效果，但与其他大多数激素类药物一样，它也存在严重的副作用，只能起到短期的缓解作用，并不能治愈银屑病。但是，这种方法的成功为研究银屑病的致病机理提供了一个重要的新思路。类固醇药物的抗炎症作用是已知的，如果局部抗炎能缓解银屑病的症状，那么银屑病好像应该与炎症相关。如果真的如此，那么前面提到的“银屑病关节炎”就很容易解释了，因为关节炎也是炎症性疾病。

于是，医学前沿的专家们开始研究银屑病与炎症的关系，其中最重要的发现来自英国医学家约翰·M. 莫尔（John M. Moll）和风湿病学家维纳·赖特（Verna Wright）的研究。1973 年，他们联合发表了一篇名为“银屑病关节炎”的论文，其中详细介绍了他们对该病的研究结果，该文此后被业界同行引用了数千次。这篇论文是银屑病研究历史上的一个里程碑，因为它具体描述了银屑病关节炎的特征和独特性，确立了银屑病与炎症的密切联系，还将它与类风湿关节炎区分开来。

随着现代分子生物学的迅速发展，银屑病学的研究也不再局限于皮肤的表层，而是深入到了人体免疫系统，因为炎症正是免疫系统对外界刺激（可能是感染，也可能是创伤）

的保护性过激反应。

所以，千禧年之后，银屑病机理与治疗的研究也就聚焦到了炎症因子上。

炎症因子

日常生活中，我们经常会听到“发炎”这个词，在绝大多数情况下，“发炎”所描述的情况包括感染及其并发的炎症这两个组成部分，但是感染（infection）和炎症（inflammation）是有本质区别的。感染是描述微生物（细菌、病毒、真菌等）入侵的作用，而炎症则是描述身体的免疫反应。但由于感染会不可避免地引起炎症，比如，新冠病毒的入侵会引起肺炎，大家习惯上就用“发炎”来形容感染和炎症。

除了感染会引起炎症，许多其他因素也会引起炎症。这时免疫细胞就会释放一些信号分子，亦称细胞因子（cytokine），起到加强炎症反应的作用。炎性细胞因子（inflammatory cytokine）或促炎细胞因子（proinflammatory cytokine）包括各种白介素（Interleukin，简称 IL，如 IL-1、IL-12 和 IL-18），肿瘤坏死因子-α（TNF-α）、干扰素-γ（IFN-γ）和粒细胞-巨噬细胞（macrophages）、集落刺激因子（GM-CSF）等。这些炎症因子在介导先天固有免疫反应（innate immune responses）中起着非常重要的作用。

既然有促炎因子，那么就有抗炎因子，它们在抗炎调节回路中发挥作用，是消炎和镇痛的一种可能的治疗方法。促炎与抗炎之间的平衡是维持健康所必需的。炎症因子的过度和长期存在会导致炎症性疾病，有许多种不同的表现形式，例如动脉粥样硬化、癌症等，当然也包括银屑病及其相关的病症。最新研究成果还显示，炎症因子的失调很有可能跟抑郁症及其他神经系统的疾病有关。

治疗炎症性疾病，就要想办法降低炎性细胞因子或抑制其调控回路。

在21世纪初期，生物疗法取得了突破，首先被引入用于治疗银屑病和银屑病关节炎。这种方法通过阻断特定免疫细胞以及免疫系统中的某些蛋白质，如肿瘤坏死因子-α（TNF-α）的作用，从而发挥疗效。与之前的治疗方法不同，生物疗法是通过注射或静脉输注给药的全身性药物，这是银屑病和银屑病关节炎治疗的一个巨大的转折点。一些医生看到的不仅仅是症状的改善，甚至是症状的完全消失。

与此同时，小分子靶向药物的研发也非常活跃，其中一个被称为 PDE4 的靶点引起了多方面的密切关注。

PDE4 的全称是环核苷酸磷酸二酯酶（cyclic nucleotide phosphodiesterase 4），有多个不同的亚型，比如 PDE4A、PDE4B 等。PDE4 酶家族是免疫细胞中最普遍的磷酸二酯酶，它们主要负责水解免疫细胞和中枢神经系统细胞内的环磷酸腺苷（cyclic adenosine monophosphate，简称 cAMP）。cAMP 是非常重要的细胞调节的第二信使，而 PDE4 则是通过调节环磷酸腺苷的细胞浓度，在免疫细胞的炎症信号转导中发挥作用。因此，制药界对选择性 PDE4 抑制剂的开发产生了极大的兴趣，希望研发出能治疗免疫性疾病的创新药。

可能与 PDE4 的调节回路相关的疾病很多，早期主要聚焦于中枢神经方面的适应证。通过动物疾病模型试验，我们已知 PDE4 抑制剂具有改善长期记忆、促进觉醒、保护神经等作用，所以 PDE4 抑制剂被尝试用于多种中枢神经系统疾病，例如重度抑郁症、焦虑症、精神分裂症、帕金森病、阿尔茨海默病、多发性硬化症、注意力缺陷多动症障碍、亨廷顿病、中风、自闭症等。另外一大类适应证就是炎症性疾病，如慢性阻塞性肺病（COPD）、哮喘，以及类风湿关节炎、银屑病和银屑病关节炎。

新的篇章

咯利普兰（Rolipram）是一个很有代表性的早期 PDE4 抑制剂，由先灵葆雅公司（Schering Plough，2009 年被默沙东并购）在 20 世纪 90 年代初期发现并着手开发。当时的首选适应证为抑郁症，但是在临床试验中，咯利普兰的给药剂量受到胃肠道副作用的限制，不能以足够高的剂量取得疗效，因而被迫中止。

后来，咯利普兰成了好几家制药公司开发 PDE4 抑制剂药物的原型分子，许多临床前的概念验证都是用这个分子来完成的，其中一家公司就是新基制药。当时新基的项目团队认为：靶向抑制 PDE4 可以抑制某些促炎因子的产生，同时增加抗炎因子的产生，进而导致免疫细胞在皮肤和关节等部位的浸润减少，从而缓解银屑病和银屑病关节炎等炎症性疾病。

开发 PDE4 抑制剂，主要的难点在于选择性，除了几个亚型之间的选择性，还有不同 PDE 酶家族之间的选择性。

前面说了，磷酸二酯酶是一个大家族，PDE4 只是其中的一族，如何让小分子抑制剂做到对于 PDE4 的高选择性是很有挑战性的。

在 PDE4 家族内部至少有 A、B、C 和 D 四个亚型。这四个亚型的相似程度更高，但又有不同的功能，目前的研究也不是十分透彻。通过培育 PDE4A 基因敲除的小鼠（该小鼠体内完全没有 PDE4A），研究人员发现 PDE4A 很有可能在调节焦虑和情绪记忆方面发挥作用；PDE4B 的活性改变则被认为与精神分裂症和双相情感障碍有关，它很有可能参与调节认知，因为 PDE4B 活性的降低可以改善小鼠模型的记忆力和长期可塑性；PDE4C 很少存在于中枢神经系统，而主要在外周（中枢神经之外）表达，因此很可能与银屑病和银屑病关节炎等炎症性疾病相关；PDE4D 相当复杂，至少有九种不同的异构体，有迹象表明这个亚型似乎与 PDE4 抑制剂的催吐和抗抑郁作用有关，而其中一个异构体 PDE4D7 的表达被提议作为检测前列腺癌的生物标记物，PDE4D 的复杂程度可见一斑。这也解释了为什么早期的 PDE4 抑制剂项目的目标都是改善认知和减缓抑郁，但是都还没有取得成功。

新基公司开发的小分子 PDE4 抑制剂阿普米司特能抑制来自所有四个亚家族（A1A、B1、B2、C1 和 D2）的 PDE4 亚型，但是抑制活性有一定的差异化（IC50 值在 10—100 nM 的范围内。IC50 又叫半抑制浓度）。重要的是，阿普米司特对 PDE4 家族以外的其他 PDE、激酶、酶或受体都没有明显的抑制作用，是选择性很高的 PDE4 抑制剂。[2]

新基的研究人员以实验用貂为动物疾病模型，在其肺中性粒细胞中测试了阿普米司特对先天固有免疫的影响，同时监测已知的 PDE4 抑制剂可能引起的胃肠道副作用（恶心和呕吐）。总体而言，阿普米司特的药理作用与靶向 PDE4 抑制剂的药理作用一致，对先天免疫反应具有选择性作用，与其胃肠道副作用相比具有宽泛的治疗指数（用于衡量药物疗效与安全性的一个比值）。这些临床前的药理学和耐受性实验结果为阿普米司特的临床研究提供了有力的支持。

临床疗效

银屑病是一种慢性、复发性、免疫介导的多系统疾患。中度至重度银屑病可降低生活质量甚至致残，传统药物（氨甲蝶呤、阿维 A、环孢素及其他药物）有效性有限且存在多种可能的副作用。

阿普米司特已在全球的临床研究中被证明具有治疗效果且耐受性良好，为口服途径给药，具有全新的作用靶点，其中最主要的两项大型三期临床研究（代号分别为 ESTEEM 1 与 ESTEEM 2）都显示了积极数据。这两项临床研究均为国际多中心、随机、双盲和安慰剂对照的严格临床试验，共纳入 1 255 例银屑病患者，按 2∶1 的比例随机分为两组，分别接受阿普米司特与安慰剂治疗至 16 周，随访时间长达五年。[3][4]

临床研究结果充分证实，阿普米司特治疗银屑病可显著改善整体和特殊部位皮损，并迅速有效改善患者生活质量（见下图）。[3][4][5] 两项三期临床研究（ESTEEM 1 与 ESTEEM 2）

表明，阿普米司特治疗中重度斑块状银屑病患者 16 周时，达到 PASI 75 和 PASI 50（PASI，银屑病皮损面积和严重程度指数）的患者比例分别为 33.1 % [3] 和 55.5 % [4]，显著优于安慰剂；同时，阿普米司特显著改善患者指甲、头皮和掌跖等难治部位的病变。[4]

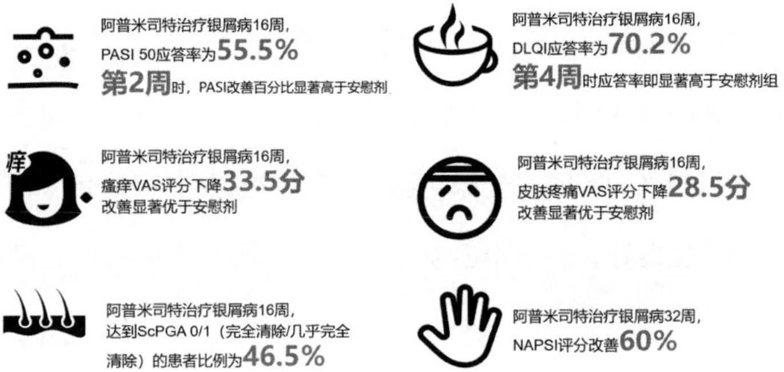

正如前文所述，促炎和抗炎细胞因子之间的平衡是维持健康所必需的。阿普米司特可以降低多种促炎因子的表达，同时提高某些抗炎因子表达，从而有效调节免疫系统的炎症反应，治疗和控制银屑病。阿普米司特之所以取得成功，除了有效调节了促炎和抗炎细胞因子之间的平衡，还有一个很重要的因素，那就是它作为小分子口服药物在疗效、安全和依从性方面的重要突破。

根据《美国皮肤病学会杂志》发表的一项对银屑病和银屑病关节炎的跨国研究报告，高达 57% 的银屑病患者在使用传统口服治疗时因为药物安全性、耐受性或有效性问题而停止治疗，而使用注射的生物制剂的患者中也有 45% 的人停止治疗，依从性不高。[6]

上文提到的临床研究（ESTEEM 1 与 ESTEEM 2）的三年长期随访结果显示，阿普米司特治疗银屑病安全性良好，未出现肝肾毒性与骨髓抑制等严重不良反应，未出现结核复发；常见的不良反应包括腹泻与恶心等，大部分是轻中度，且多可于一个月内缓解。[7]

《欧洲寻常型银屑病系统治疗指南（2020 年）》等权威指南均指出，使用阿普米司特治疗银屑病期间，患者无须进行常规实验室监测，[8] 用药更为方便，这大大提高了患者服药的依从性。

除了治疗银屑病，阿普米司特对银屑病关节炎、白塞病（Behcet syndrome，一种全身性免疫系统疾病，属于血管炎症）导致的口腔溃疡等疾病也有较好的治疗效果。银屑病关节炎是一种致残性慢性疾病，症状表现在身体多个关节部位。白塞病也是一种很难治疗的、罕见的慢性多系统炎症性疾病。

目前，阿普米司特已在全球50多个国家和市场获批，其在美国获批的用途包括用于治疗成人活动性银屑病关节炎，用于治疗符合接受光疗或系统治疗指征的成人中度至重度斑块状银屑病的，以及用于治疗与白塞病相关的成人口腔溃疡。[9]

与之前针对表皮斑块等症状为目标的治疗方法不同，阿普米司特作用于全新的作用靶点，通过调节患者的免疫系统的炎症信号通路，让银屑病患者获益，大大提高了他们的生活质量。

走出“银”影

尽管银屑病在全球范围内影响了大约1.25亿人，但是公众的关注度不高，很少有患者愿意公开自己的病情，他们或多或少地存在羞耻感。

银屑病大多发生于躯干与四肢，对外观的影响比较明显，使患者经常在公共场所受到孤立和歧视等不公的待遇。这很大程度上是由于公众对疾病的误解，不少人认为银屑病是会传染的。

还有部分银屑病患者在一些特殊部位受累，包括头皮、肛门、生殖器、掌跖、指甲等处，除了影响外观，对生活质量的影响也很严重。以头皮银屑病为例，超过50%银屑病患者可能在头皮部位出现皮损，与某些传染性的头皮疾病很类似，所以不少银屑病患者终年与长袖、长裤及帽子为伍，羞于以真容见人。

2020年5月，南京一位年仅30岁的男性银屑病患者坠楼自杀，引发了众人的深思。《中国银屑病疾病负担和患者生存质量调研项目研究报告》显示：过去一年中，89% 的患者表示有精神压力；78% 的患者有遭受歧视的经历；更触目惊心的是，有 34% 的患者因患银屑病而有自杀念头，5% 的患者过去一年曾实施过自杀行为。

10 月 29 日是世界银屑病日，这个疾病日的设立是为了提高人们对银屑病及其患者的正确认识，给予银屑病患者应有的重视和尊重，同时鼓励和支持银屑病的研究和治疗。我们希望在不久的将来，有更多的有效药物可以治疗这个疾病，让所有的银屑病患者从“银”影里走出来，跟大家一起，在阳光下愉快健康地生活。

2021 年 10 月于新泽西

注 释

[1] 银屑病（psoriasis），俗称“干癣”，又称“白疕”或“牛皮癣”；银屑病关节炎（psoriatic arthritis, 简称 PsA），是一种与银屑病有关的炎症性肌肉骨骼疾病。

[2] Schafer, P., “Apremilast mechanism of action and application to psoriasis and psoriatic arthritis”, *Biochemical Pharmacology*, **2012**,

83(12), 1583–1590.

[3] Papp K, Reich K, Leonardi C. L, et al. "Apremilast, an oral phosphodiesterase 4 (PDE4) inhibitor, in patients with moderate to severe plaque psoriasis: results of a phase III, randomized, controlled trial (Efficacy and Safety Trial Evaluating the Effects of Apremilast in Psoriasis [ESTEEM]1)", *J Am Acad Dermatology*, **2015**, *73(1)*, 37–49.

[4] Paul C, Cather J, Gooderham M, et al. "Efficacy and safety of apremilast, an oral phosphodiesterase 4 inhibitor, in patients with moderate-to-severe plaque psoriasis over 52 weeks: a phase III randomized controlled trial (ESTEEM2)", *Brit J Dermatology*, **2015**, *173(6)*, 1387–1399.

[5] Rich P, Gooderham M, Bachelez, Herve, et al. "Apremilast, an oral phosphodiesterase 4 inhibitor, in patients with difficult-to-treat nail and scalp psoriasis: Results of 2 phase III randomized, controlled trials (ESTEEM 1and ESTEEM 2)", *J Am Acad Dermatology*, **2015**, 134.

[6] Lebwohl, M. G., Bachelez, H., Barker, J., Girolomoni, G., Kavanaugh, A., Langley, R. G., & van de Kerkhof, P. C, "Patient perspectives in the management of psoriasis: results from the population-based Multinational Assessment of Psoriasis and Psoriatic Arthritis Survey", *J Am Acad Dermatology*, **2014**, *70(5)*, 871–881.

[7] Crowley J, Thaçi D, Joly P, et al. "Long-term safety and tolerability

of apremilast in patients with psoriasis: Pooled safety analysis for ≥ 156 weeks from 2 phase 3, randomized, controlled trials (ESTEEM 1 and 2)”, *J Am Acad Dermatol*. 2017 Aug; 77(2): 310–317. e1. doi: 10.1016/j.jaad.2017.01.052.Epub. 2017 Apr 14.

[8] Nast A, Smith C, Spuls, P. I, et al. “EuroGuiDerm Guideline on the systemic treatment of Psoriasis vulgaris–Part 1: treatment and monitoring recommendations” . *J Eur Acad Dermatol Venereol*, **2020**, *34(11)*, 2461–2498.

[9] 阿普米司特尚未在中国获批用于银屑病性关节炎和与白塞病相关的口腔溃疡治疗。

第四章

尼达尼布研发故事：让肺纤维化有药可治

特发性肺纤维化是一种退行性肺病，主要影响老年人，患者死亡率非常高，直到2014年尼达尼布成功推出后，这种疾病才有了有效的治疗方法。在勃林格殷格翰公司的在研项目中，有一个最初作为癌症候选药物开发的小分子引起了几位肺纤维化专家的注意，因为它的靶向生物通路与特发性肺纤维化是有关联的。仔细的动物模式研究显示出了非常有希望的结果之后，便很快进入了全面开发阶段。严格的临床研究结果证实了其在特发性肺纤维化治疗中的显著疗效，尼达尼布就此诞生了。尼达尼布为特发性肺纤维化患者带来了健康生活的新希望。

Idiopathic pulmonary fibrosis (IPF) is a progressive lung disease affecting mostly elderly people with very high mortality rate, and effective treatments were not available until quite recently when Nintedanib was successfully launched in 2014. Originally developed as a candidate for cancer, a small molecule in Boehring Ingelheim's pipeline caught the eyes of some experts of pulmonary fibrosis because it's targeted biological pathway intertwines with IPF. Animal mode studies were carefully carried out and showed very promising results, and soon after full development was on the way. Placebo controlled clinical study results confirmed its efficacy in IPF treatment, and Nintedanib was born. Nintedanib brings new hope to IPF patients for healthy lives.

一张触目惊心的肺部CT片呈现在医生的面前：患者的肺部组织呈蜂巢状，看起来就像一个“网状肺”或“丝瓜筋肺”。

2010年底，年过七旬的郑老伯在例行体检时被确诊为特发性肺纤维化患者。医生告诉郑老伯及家人，这种病无药可治，只能自行在家休养。因为发现得早，当时郑老伯的生活质量暂时还没有受到多大的影响。但是几年后，郑老伯的病情加重了，活动能力严重丧失，几乎不能出门，只能躺在病榻上，整夜不停地咳嗽，度日如年。

在没有特效药的时代，特发性肺纤维化患者被确诊之后的中位生存期仅两到三年，五年生存率低于30%，这一疾病被称为“不是癌症的癌症”。

转机发生在2019年。在医生的推荐下，郑老伯开始服用一款刚刚在中国上市的创新药物。这让郑老伯重燃希望，积极与医生配合，坚持按时用药，症状得到很大改善。如今郑老伯不但能自己上下楼，还坚持每天出门散步、锻炼，笑容在他脸上得以重新绽放。

这款新药就是我们这个故事的主角——勃林格殷格翰公司（Boehringer Ingelheim）研发的治疗特发性肺纤维化的创新药尼达尼布（Nintedanib）。

不是癌症的癌症

纤维化（fibrosis）是一大类疾病的总称，它可以发生在几乎所有人体组织中，但在那些经常暴露于外部环境或容易受到化学和生物损伤的器官和组织中尤为常见，例如皮肤、肺、胃肠道、肾脏和肝脏。这些病变为纤维化的组织和器官会逐渐失去正常的功能，严重影响患者的生活质量，直至危及生命。

以肺纤维化为例，纤维化组织失去了原有的弹性，使得呼吸时肺部的扩张和收缩变得越来越困难，肺活量随之减小，患者的活动能力会严重衰弱。

其实，纤维化本身有非常重要的生理功能，是我们身体用来限制和修复损伤的临时“措施”。比如，我们的皮肤被利器割破了一个小口子，在很多情况下，流出的血液接触外部的空气之后会自动凝固、结痂，以防继续流失。伤口愈合之后，这个纤维化的瘢痕会自行脱落，这个有效的临时“措施”就完成使命了。

如果这种损伤发生在我们身体的内部，比如由于吸烟或者是空气污染，某些有害的化学物质导致肺部损伤，产生炎症，那么人体的正常修复功能也会用纤维化的方式将这些受损伤的部位包裹起来，限制损伤和炎症向周围组织进一步扩散，然后逐步将这些临时性的纤维化瘢痕吸收和消化掉，使肺功能恢复正常。

但是，如果肺部的损伤—炎症—修复的循环持续不断地发生，有可能会导致不可逆的肺泡壁重塑（remodeling），也就是肺组织的永久性结构变化，肺纤维化疾病开始了。

有的肺纤维化原发于肺部，也有的肺纤维化是由全身性免疫疾病累及肺部而形成的，这些免疫疾病包括类风湿关节炎、皮肌炎、系统性红斑狼疮、干燥综合征等。

有一类呈进行性发展的肺纤维化疾病，它可能进展较快，在数年内患者就会死亡，甚至比很多癌症患者的生存期还要短，并且病因不明，这种疾病就是特发性肺纤维化（Idiopathic Pulmonary Fibrosis，简称 IPF）。“特发性”（idiopathic）一词的意思是“原因不明”，所以“特发性肺纤维化”也就是“原因不明的肺纤维化”。

目前尚不清楚是什么原因造成这种不可逆的纤维化进

程，并最终出现临床症状。IPF 患者通常是中老年人，年龄在 40—70 岁之间，但是大约三分之二的 IPF 患者就诊时年龄已经超过 60 岁，诊断平均年龄为 66 岁。

在中国、美国、日本和欧盟，IPF 都被定义为罕见疾病，患病率为每十万人中有 2—29 个病例。目前美国患者人数超过 25 万，而且呈上升趋势，每年诊断出的新病例数超过 5 万。中国特发性肺纤维化的发病率尚未有公开的大型流行病学研究数据，但中国官方公布的第一批罕见病目录已将 IPF 纳入其中。

虽然发病的原因不明，但是我们知道某些因素会增加罹患 IPF 的风险，比如与从不吸烟的人相比，现在和以前的吸烟者更容易患上 IPF。家族病史也是一个危险因素，每 20 名 IPF 患者中约有 1 人有另一名家庭成员患有此病。有迹象表明，某些病毒（比如 SARS 冠状病毒）感染、工业污染等也可能是与 IPF 发病相关的危险因素。

根据美国肺病协会（America Lung Association）的信息，肺纤维化最常见的症状是干燥、持续的咳嗽和呼吸急促。但在疾病的早期，症状可能很轻微，患者甚至感觉不到。随着肺部形成更多的瘢痕组织，症状会恶化。呼吸短促最初发生在运动时，但随着疾病的进展，患者在参加日常活动（例如淋浴、穿衣、打电话，甚至吃饭）时可能会呼吸困难。由于血液中缺氧，一些肺纤维化患者也可能出现“杵状指”，即指甲下的肉变厚，导致指甲向下弯曲，但这不是肺纤维化或特发性肺纤维化所特有的症状，该症状也可能发生在肺、心脏和肝脏的其他疾病中。

长期以来，特发性肺纤维化无药可治，受到医药界的普遍关注。

值得尝试的新适应证

德国南部里斯河畔的比伯拉赫是巴登-符腾堡州的一个镇，坐落在美丽的蓝色多瑙河与博登湖之间。著名跨国药企勃林格殷格翰的一个主要的研发中心就设在这里。

新世纪来临之后的一天，勃林格殷格翰公司呼吸道疾病研究部新来了一位研究生，他的论文课题是建立和验证啮齿类（鼠类）动物肺纤维化的疾病模型，然后用这个动物模型去评估公司内部一个代号为 BIBF1120 的小分子候选药物。

20 世纪 80 年代，大药企招研究生和博士后是很常见的。当时，分子生物学和生物工程技术领域都有很多新的突破，而传统制药人员在知识更新、接受和应用最新实验技术方面都出现了滞后。由于全职科研人员的新老交替不可能在短时间内完成，招收研究生和博士后可以在很大程度上弥补这个缺陷，为制药公司快速引进新技术、进入新的疾病领域创造条件。

到了20世纪90年代，药企科研团队的新老交替基本完成，一度很流行的药企研究生和博士后项目不再受到重视，药企的研发部门里的研究生和博士后只有零零星星的几个，到了2000年之后就基本上看不见了。

那么，勃林格殷格翰研发中心这个新来的研究生又是怎么回事呢？

当时，整个制药界的资源主要都集中在了癌症药物项目的开发上，勃林格殷格翰也不例外。在众多癌症药物项目里，有一个代号为BIBF1120的候选药物已经进入临床试验阶段，其主要适应证为肺癌。这个项目引起了几个专家的注意。

从当时发表的文献看，BIBF1120的作用机理有可能对肺纤维化发生作用。而且，另一个刚刚上市的药物伊马替尼（lmatinib），就是那个因为电影《我不是药神》而出了名的格列卫（英文名为Gleevec或Glivec），不仅可以在动物模型实验中减轻石棉（asbestos）诱导的小鼠间质性肺炎，而且可以减轻博来霉素（bleomycin）诱导的小鼠肺纤维化。勃林格殷格翰的BIBF1120与格列卫的作用机理是相同的。

因为机理相同，项目团队的专家们觉得可以一试，公司的管理层却有些顾虑。为什么呢?

因为长期以来，新药研发（尤其是全新机理的药物研发）的成功率一直徘徊在 10%，贸然下注，十有八九是会打水漂的。分子生物学和生物工程技术领域的突破非但没有像预期的那样大幅度提升成功率，反而使得研发项目的资源投入越来越高，公司的决策当然也就越来越谨慎。勃林格殷格翰此前未研究过肺纤维化疾病，公司内部可用于概念验证的动物模型也没有，所以如果要上马，就必须从头做起，时间上也是一个相对长期的投入，再加上财务上也超出了公司分配的预算。

这时，项目组专家想到了一个好办法，那个几乎已经被遗忘的研究生计划可以派上用场了。研究生计划属于一项独立的公司财务预算，与项目和人员的投入都没有直接关系，虽然钱不多，但对招收和支持一两个研究生而言足够了，而这个高风险的新机理概念验证从所需的时间和科研的新颖性上讲，也挺适合作为博士论文的课题。

就这样，为了验证一个有一线希望的可能性，一位年轻的研究生在勃林格殷格翰的博士论文研究开始了。

初见成效的模型研究

虽然直接的致病途径尚不明确，但肺纤维化的形成机理应该是肺泡上皮细胞损伤和修复的失调和重塑。

许多促纤维化介质，包括血小板衍生生长因子（PDGF）、成纤维细胞生长因子（FGF）和转化生长因子-β（TGF-β）等都有可能在IPF的发病机制中起重要作用。而上文提到的候选药物BIBF1120是一个小分子，最初被设计为抗血管生成药物（anti-angiogenic drug），用于治疗癌症，当时已经进入了用于癌症的临床开发，适应证包括非小细胞肺癌、结直肠癌和卵巢癌。[1]这个分子靶向的受体正是那些可能与肺纤维化相关的受体血管内皮生长因子（VEGFR、FGFR和PDGFR），这也就是为什么项目团队的专家一致认为应该把它放进纤维化的动物模型中去试一试。

如果我们在啮齿类动物（最常见的是小鼠和大鼠）的肺部先人为地引起一定程度的损伤，几天之后就可以在其肺组织切片中观察到相当程度的纤维化，这就是所谓“肺纤维化动物模型”，可以用来研究各种不同的药物和治疗方法。其中，最常见的是由博来霉素诱发的啮齿类肺纤维化模型。

博来霉素是一种天然的糖肽类化合物，被列入世界卫生组织的基本药物标准清单，可用于多种癌症的治疗。博来霉素的一个主要副作用就是可能会引起炎症而导致纤维化。将一定量的博来霉素喷入小鼠或大鼠的气管，这些实验动物的肺部受到刺激后出现炎症，而炎症持续几天之后，就会出现纤维化。因为博来霉素诱发纤维化的病理学与人类 IPF 相似，所以这个模型在 IPF 药物研发中有着不可替代的作用。

在公司科研人员的帮助和支持下，经过这位研究生几年的努力，被业界视为“金标准”的啮齿类肺纤维化模型在勃林格殷格翰建成了。用已知的化合物做了稳定性和可重复性的验证之后，项目团队将候选药物 BIBF1120 在这个模型中进行了抗纤维化作用的评估，获得了令人兴奋的结果：BIBF1120 相当有效地抑制了实验动物的肺纤维化，与项目组专家的预测是一致的。[1]

动物模型研究初见成效，给项目组带来了新的希望。是否要继续投入资源，开发这个癌症候选药物的 IPF 新适应证，这个大问题又重新排上了公司决策团队的议事日程。

尽管有了新的临床前试验结果，但是继续推进这个新适应证仍旧有相当大的风险。博来霉素诱发的肺纤维化动物模型虽然类似于IPF，但两者在基础层面的确切病理还是有很大区别的，而且当时已经有不少候选药物在动物模型中有效果，但在人体临床试验中没有显示对IPF的效果。比如前面提到的伊马替尼，虽然也在动物模型中显示出了效果，但是在96周的IPF和轻中度肺功能受损患者的二期临床试验中并没有改善生存或肺功能。

为了达成共识，公司请来了全球纤维化疾病研究和治疗方面的权威人士，组成了一个咨询团队，围绕是否应该开展将BIBF1120用于IPF治疗的临床试验进行了头脑风暴，把成功的利好和失败的损失都做了权衡。最后的主流意见是：虽有风险，但值得一试，因为当时未满足的临床需求是显而易见的，广大的IPF患者都盼望有切实疗效的新药。最后，公司管理层拍板，继续推进BIBF1120在肺纤维化领域的研发。

原先的“一线希望”终于变成了大家都看好的“很有希望”。

谨慎乐观的临床试验

因为 BIBF1120 的癌症适应证已经进入临床试验阶段，患者的耐受性、安全窗口以及人体的药代动力学参数也基本确立，用于治疗 IPF 的适应证可以直接进入二期临床试验。

就这样，试验药物 BIBF1120 被交接到了临床团队的手里，谨慎却乐观的二期临床试验（代号为 TOMORROW）在 2007 年开始了。这是一项为期 52 周的随机、安慰剂对照、剂量探索试验，428 名 IPF 患者入组。主要终点是用力肺活量［forced vital capacity（简称 FVC），一种衡量肺功能的常用临床指标］的年下降率，次要终点包括急性加重、生活质量［使用圣乔治呼吸问卷（SGRQ）统计］和总肺活量等。[2]

上文我们讨论了动物模型的实验结果。做啮齿类动物实验，最终的结果可以通过病理切片来分析。但是，人体临床试验就不一样了。人体肺组织的大面积病理切片是不可能的，即使小面积活体采样检验也有很大的难度。因为活体采样是创伤性介入（俗称“穿刺”），会给受试者造成伤痛，让人难以忍受，所以多点采样有悖伦理。而肺纤维化的病灶并不是均匀分布的，不同采样点的纤维化程度差别可能很大，由此得到的分析结果就不一定能反映真实的病情和试验药物的治疗效果。

这样一来，无创的影像学分析在各种内脏纤维化的病理学研究中就显得非常重要了。

近年来，影像技术在许多方面取得了突破。在传统的 X 光片基础上，发展出了 CT 扫描、超声波成像和磁共振成像等先进的影像技术，对于纤维化疾病的诊断已经进入了实用阶段。但目前这些影像技术对于各种纤维化组织的分辨率和反差都不够高，只能定性地诊断纤维化疾病，或者半定量地分析纤维化的程度，把患者大致分类成轻度、中度或严重纤维化。对于纤维化的临床研究，这样的精准程度是不够的，因而这些技术目前只能作为辅助的分析方法。

纤维化临床研究的主要方法是更传统的肺功能测定（spirometry），也就是我们常说的肺活量测定。肺纤维化的显著特征是肺功能不断下降，造成患者供氧不足。如果能提高患者的肺功能，或者减缓肺功能的衰减，将有助于提高患者的生活质量，也是肺纤维化治疗希望取得的结果。业界定义了“用力肺活量”，作为可重复、可比较的临床研究数据。这是指尽力最大吸气后，尽力尽快吐气所能呼出的最大气量，用以衡量肺通气能力。

2010 年，BIBF1120 的二期临床试验结果揭晓了。将全部数据汇总和分析之后，临床团队得出了这样的结论：这个试验药物的治疗效果在所有分析中是一致的，它对减缓 IPF 患者的疾病进展是有益的。与安慰剂相比，每天服用两次 150 毫克 BIBF1120 的受试者肺功能下降减缓，急性突发事件减少，生活质量得以维持。[2]

新药尼达尼布（原代号为 BIBF1120）诞生了。

令人瞩目的创新药物

基于二期临床试验的正向结果，一系列评估尼达尼布针对包括 IPF 在内的数个肺纤维化及其相关适应证的效用的三期临床试验陆续开展了。

在两项为期 52 周的全球多中心（包括中国）的随机双盲三期临床试验（代号分别为 INPULSIS-1 和 INPULSIS-2）中，共计 1 066 名受试患者以 3∶2 的比例随机分配接受尼达尼布或安慰剂，以评估与安慰剂相比，每天两次 150 毫克尼达尼布用于特发性肺纤维化患者的疗效和安全性。[3] 其结果显示，服用尼达尼布能显著减缓肺功能的下降。用力肺活量年下降率约为使用安慰剂的对照组患者的 50% 左右，这使尼达尼布成为首个机理明确的靶向治疗药物。接受尼达尼布治疗的受试患者与接受安慰剂治疗的对照患者相比，用力肺活量大幅下降（超过了“下降 10%”的预测值）或死亡的风险减少了 40%。[4] 受试患者的生活质量有了明显的提高，经专家认定的确诊或疑似急性加重事件发生的风险显著降低达 68%。

受试者在 INPULSIS 试验中完成 52 周治疗期之后，可以在扩展的临床试验 INPULSIS-ON 中接受公开标签的尼达尼布治疗，旨在评估尼达尼布的长期疗效和安全性。在完成 INPULSIS 试验的 807 名患者中，734 名（91%）接受了 INPULSIS-ON 治疗。其中 430 名（59%）患者在 INPULSIS 中服用了尼达尼布并在 INPULSIS-ON 中继续使用尼达尼布，304 名（41%）患者在 INPULSIS 中服用了安慰剂，然后在 INPULSIS−ON 试验中开始服用尼达尼布。试验的结果表明，尼达尼布通过减缓用力肺活量的下降速度来减缓疾病进展，在长期使用中具有可控的安全性和耐受性，没有新的安全问题，可用于特发性肺纤维化的长期治疗。

系统性硬化病相关间质性肺病（Systemic Sclerosis-Associated Interstitial Lung Disease，简称 SSc-ILD）是系统性硬化病的一种常见表现，也是系统性硬化病相关死亡的主要原因。尼达尼布作为一种酪氨酸激酶抑制剂，已被证明在 SSc-ILD 的临床前模型中具有抗纤维化和抗炎作用。代号为 SENSCIS 的为期 52 周的临床研究是目前尼达尼布针对 SSc-ILD 患者的规模最大的随机对照试验，覆盖包括中国在内的 32 个国家和地区，纳入了 576 例患者。[5] 主要终点是用力肺活量的年下降率，关键次要终点是改良的罗德南皮肤评分（Rodnan Skin Score）和圣乔治呼吸问卷（SGRQ）评分相对于基线的变化。结果显示：与安慰剂相比，尼达尼布可减缓 SSc–ILD 患者的肺功能下降。接受尼达尼布治疗的 SSc–ILD 患者肺功能年下降率相比安慰剂组患者延缓了 44%。

尼达尼布是全球首个也是目前中国唯一获批用于 SSc-ILD 的药物，该药的应用标志着 SSc-ILD 患者走出了无药可医的困境，对于该病的治疗具有里程碑式的意义。

部分纤维化性间质性肺疾病患者尽管接受激素和免疫抑制剂治疗，但肺纤维化仍然会进展，业内将具有这个特性的疾病统称为具有进行性表型的慢性纤维化性间质性肺疾病（Chronic Fibrosing ILDs with a Progressive Phenotype），或进行性纤维化性间质性肺疾病（Progressive Fibrosing Interstitial Lung Diseases，简称 PF-ILD）。代号为 INBUILD 的临床试验就是用以研究尼达尼布对排除 IPF 之外的具有进行性表型的慢性纤维化性间质性肺疾病患者的疗效和安全性的。[6] 这是一项全球多中心的三期临床试验，在包括中国在内的 15 个国家和地区有153个试验点。结果显示，服用尼达尼布的患者相比服用安慰剂的患者，用力肺活量年下降率减缓57%，安全性与先前的几项临床试验结果相似。

这三项临床试验的结果均发表于《新英格兰医学杂志》。[4][5][6] 目前，尼达尼布已在80多个国家获批用于治疗特发性肺纤维化，并于2015年被纳入国际IPF治疗指南；在70多个国家获批用于治疗系统性硬化病相关间质性肺疾病，在60多个国家获批用于具有进行性表型的慢性纤维化性间质性肺疾病的治疗。

值得一提的是，上述三项全球临床研究均有中国的患者参加，尼达尼布这三个适应证也先后在中国获批，并于2016年被纳入《特发性肺纤维化诊断和治疗中国专家共识》。2020年，治疗特发性肺纤维化和系统性硬化病相关间质性肺疾病的尼达尼布被纳入国家医保药品目录。

值得期待的健康生活

特发性肺纤维化是一种严重影响患者生活质量的退行性疾病，如果不加以长期规范管理，会造成呼吸困难、活动受限，甚至导致患者的预后生存期比很多癌症患者还要短。

除了戒烟和远离污染严重的环境，早发现、早治疗是应对特发性肺纤维化的最好方法。如何能尽早发现 IPF？当出现如缺氧、活动时呼吸困难、干咳、气短、体重突然减轻、嘴唇发紫以及杵状指等症状时，就应当尽早到医院呼吸科就诊，临床上医生会通过高分辨率 CT 扫描来进一步确诊。患有全身性免疫疾病的患者更需要密切关注疾病是否蔓延到肺部，可以考虑定期去医院做肺部检查，以便及时确诊，尽早用药。

最新的研究结果显示，即便经过激素和免疫抑制剂等药物治疗，部分患者的肺纤维化仍会持续进展，导致肺功能持续下降，肺部瘢痕增多。但可以肯定的是，这种疾病恶化的速度是可以被延缓的，患者的生活质量也会得到改善，前提是必须接受长期、规范的抗纤维化治疗，定期去医院随访，随时监测病情进展，尽可能减少因发生急性加重而造成的快速、不可逆进展。

以尼达尼布为代表的抗纤维化创新药物为规范治疗肺纤维化提供了新的有效手段。我们有理由相信，在医生和药物的帮助下，会有越来越多的像本章开头提到的郑老伯那样的特发性肺纤维化患者能及时调整心态，积极乐观地面对疾病，过上值得期待的健康生活。

2021 年 10 月于新泽西

注 释

[1] Lutz Wollin, Eva Wex, Alexander Pautsch, Gisela Schnapp, Katrin E. Hostettler, Susanne Stowasser and Martin Kolb, *Eur Respir J.*, **2015**, *45(12)*, 1434–1445.

[2] Luca Richeldi, Ulrich Costabel, Moises Selman, Dong Soon Kim, David M. Hansell, Andrew G. Nicholson, Kevin K. Brown, Kevin R. Flaherty, Paul W. Noble, Ganesh Raghu, Michèle Brun, Abhya Gupta, Nolwenn Juhel, Matthias Klüglich, and Roland M. du Bois,

New Engl. J. Med., **2011**, *365(12)*, 1079–1087.

[3] Luca Richeldi, Roland M. du Bois, Ganesh Raghu, Arata Azuma, Kevin K. Brown, Ulrich Costabel, Vincent Cottin, Kevin R. Flaherty, David M. Hansell, Yoshikazu Inoue, Dong Soon Kim, Martin Kolb, Andrew G. Nicholson, Paul W. Noble, Moisés Selman, Hiroyuki Taniguchi, Michèle Brun, Florence Le Maulf, Mannaïg Girard, Susanne Stowasser, Rozsa Schlenker-Herceg, Bernd Disse, and Harold R. Collard, *New Engl. J. Med.*, **2014**, *370(22)*, 2071–2082.

[4] Ganesh Raghu, et al. *Am. J. Respir. Critical Care Med.*, **2016**, *193*, A2693.

[5] Oliver Distler, Kristin B. Highland, Martina Gahlemann, Arata Azuma, Aryeh Fischer, Maureen D. Mayes, Ganesh Raghu, Wiebke Sauter, Mannaig Girard, Margarida Alves, Emmanuelle Clerisme-Beaty, Susanne Stowasser, Kay Tetzlaff, Masataka Kuwana, and Toby M. Maher, *New Engl. J. Med.*, **2019**, *380(26)*, 2518–2528.

[6] K.R. Flaherty, A.U. Wells, V. Cottin, A. Devaraj, S.L.F. Walsh, Y. Inoue, L. Richeldi, M. Kolb, K. Tetzlaff, S. Stowasser, C. Coeck, E. Clerisme-Beaty, B. Rosenstock, M. Quaresma, T. Haeufel, R.-G. Goeldner, R. Schlenker-Herceg, and K.K. Brown, *New Engl. J. Med.*, **2019**, *381(18)*, 1718–1727.

第五章

没有最好，只有更好：司美格鲁肽的故事

在成功推出用于治疗糖尿病的每日一次注射的利拉鲁肽后，诺和诺德的项目团队面临新的挑战，即将该药物改进为每周一次的注射药物。多肽的化学修饰绝非易事，将其制成长效药物更是一项艰巨的任务。通过系统性的氨基酸残基置换和精准靶向化学修饰，团队逐渐确定了一种类似物，它在人体中的半衰期高达160小时，峰谷比也相对较低。经过不断探索，司美格鲁肽于2017年获得FDA批准，正如预期的那样，司美格鲁肽在2型糖尿病患者中显示出优异的降糖效果，同时还能显著降低心血管风险，提供心血管代谢获益。最近，司美格鲁肽的口服制剂也获得了FDA批准。

After the successful launch of Liraglutide, a once daily injectable GLP-1 analog for diabetes treatment, the project team at Novo Nordisk took on a new challenge to improve the product into a once weekly drug. Chemical modification of polypeptide is no trivial task, and making it into a long acting drug is also a far reach. Little by little, through systematic replacement of amino acid residues and precisely targeted chemical modification, the team had identified an analog with a human half live close to 160 hours, and a relative low ratio of peak to trough. After ups and downs of the clinical trials, Semaglutide was approved in 2017 by FDA. As expected, Semaglutide showed excellent efficacy in glucose lowering amongst type II diabetes patients. And it also showed significant reduction in cardiovascular risks and provided cardiometabolic benefits. Recently, a new formulation of Semaglutide for oral dosing was approved by FDA.

新的挑战：从利拉鲁肽说起

2014 年 2 月 28 日，丹麦首都哥本哈根。

哥本哈根大学医学院的演讲厅里座无虚席，一场特殊的医学科学博士学位论文答辩正在进行。

在讲台上演讲的学位候选人是一位中年职业女性，她叫罗蒂·比耶尔·克努森（Lotte Bjerre Knudsen），博士论文的题目是“胰高血糖素样肽-1 受体激动剂的药物研发”。

这不是一场普通的博士论文答辩，因为罗蒂并不是哥本哈根大学研究生，而是总部设在哥本哈根的跨国药企诺和诺德（Novo Nordisk）的一名科学家。

在过去的二十年里，罗蒂长期参与和领导的研究项目——胰高血糖素样肽-1（简称 GLP-1）受体激动剂药物研发取得了突破性的进展，诺和诺德的 2 型糖尿病新药利拉鲁肽（liraglutide）在 2009 年成功获批上市。这期间，罗蒂从一名大学本科毕业生，经历了过山车般的职业生涯后，成长为业界公认的 GLP-1 受体研究的权威；在诺和诺德公司内部，她更是赢得了“利拉鲁肽之母”的美誉。

讲台上，罗蒂在非常认真地总结她多年来在 GLP-1 领域的研究成果：

“GLP-1 受体在小鼠、大鼠和人胰腺中的表达……”

“GLP-1 与其受体胞外域结合的晶体结构……”

“长效 GLP-1 衍生物的结构、活性和滞后关联：脂肪酸长度，极性和体积的重要性……”

台下前排，哥本哈根大学医学院的答辩委员会成员专注地听着，其中包括罗蒂的学术“赞助人”、哥本哈根大学教授延斯·尤尔·霍斯特（Jens Juul Holst）。霍斯特教授是当今 GLP−1 血糖调控机理研究的先驱，曾获得 2021 年美国糖尿病协会班廷奖，在糖尿病研究领域有很高的地位。

在过去的十几年里，罗蒂已经在 GLP-1 受体激动剂研究领域发表了许多篇原创性的高质量学术论文，她领导开发的利拉鲁肽的年销售额已经超过二十亿美元，成为当仁不让的重磅大药。但是，霍斯特教授领衔的答辩委员会依然一丝不苟地听完了罗蒂的论文报告，并提出了各种高水平的问题，对罗蒂的学术水平进行了十分严格和客观的评估，最终按照学校的章程投票表决，同意授予罗蒂哥本哈根大学医学科学博士学位。

这是一个令人难忘的时刻，罗蒂特意为一百多位前来祝贺的同事和亲朋好友准备了法国香槟和美味的寿司，庆祝这一重要的里程碑。

根据罗蒂本人后来的回忆，她从 1995 年开始领导 GLP-1 受体激动剂研发项目，不止一次山重水复疑无路，面临研发“难产”的绝境，当时诺和诺德内部和外部有许多人对这个项目没有信心。“我（当时）没有博士学位，一些人对我的能力无法认可，有好几次我都想要放弃了。”但罗蒂没有放弃，凭着虚心好学的态度和坚持不懈的毅力，在团队的共同努力下，在前辈的鼓励和支持下，终于迎来了柳暗花明又一村，成功将利拉鲁肽从实验室带进了临床。

这不仅是罗蒂博士个人职业生涯的重要里程碑，而且预示着 2 型糖尿病治疗进入了一个新的时代。获得巨大成功的利拉鲁肽占据了 GLP-1 受体激动剂药物市场的主要份额，业界在这个领域里的竞争也随之上升到了一个新的高度。

等待着罗蒂博士和她的同事们的是一个全新的挑战：在利拉鲁肽的基础上，开发每周使用一次的 GLP-1 受体激动剂药物。

“故技重施”：长效多肽有章可循

GLP-1 是多肽类的肠促胰岛激素（incretin）的主要成员之一。自 20 世纪 90 年代以来，当静脉持续输注 GLP-1 的临床研究结果显示出了降糖效应之后，其类似物，或者更广义地说，GLP-1 受体激动剂的研发一直是糖尿病治疗领域的热点。

1992 年，研究人员发现，在美洲大蜥蜴吉拉怪兽的毒液含有的多种活性物质中，有一个多肽类物质的氨基酸顺序跟上面提到的 GLP-1 大约 50% 是吻合的，于是研究人员联想到这个多肽也许能像 GLP-1 一样激活相应的受体，刺激胰岛素的合成与释放。科学研究的突破通常都是这样，两个相近却并不直接相联的研究结果，在某个跨领域、知识面广而且很有创意的科学家的头脑里产生了关系，柳暗花明的一幕就出现了，用乔布斯的话说，这叫作“连点成线”。

不久，动物实验结果就证实了，吉拉怪兽毒液里这种被命名为艾塞那肽（exenatide）的活性物质果然就是 GLP-1 受体的激动剂，也可以称为“GLP-1 类似物”（GLP-Analogs）。“GLP-1 受体激动剂”主要是强调两者在功能上的相似性，而“GLP-1 类似物”则是注重说明两者在结构，也就是氨基酸序列上的相似性。正是这些结构上的变化，使得艾塞那肽在血液中的半衰期长达 3—4 小时，于是注射之后就有了可持续的降糖效果。

艾塞那肽于 2005 年 4 月 28 日获得 FDA 的批准，一天两次皮下注射，用于应对糖尿病患者在其他口服药物治疗中不能很好控制血糖的情况。

然而，糖尿病的治疗是旷日持久的，一日两次注射显然不利于提高患者的用药依从性，达到良好的控糖效果。于是乎，多家药企争先恐后地开始了长效 GLP-1 类似物的研究，上文提到的诺和诺德的利拉鲁肽注射液（一天一次）先拔头筹，在 2009 年上市，是一个非常成功的升级换代产品，也可以叫作“更优药”，业内称为“Me Better”（意为“更好”）。

现在大家常说“没有最好，只有更好”，诺和诺德的鲁肽团队显然也是这么看的。尽管利拉鲁肽非常成功，年销售额峰值高达 38 亿美元，但竞争的态势容不得半点松懈。庆功的香槟酒还在冒着泡沫，长效（或超长效）GLP-1 类药物的研发就已经成了业界竞争的热点。

有了利拉鲁肽的成功经验，诺和诺德的鲁肽团队驾轻就熟，在先前建立的技术平台上进行了更加深入和系统性的研究。

我们知道，GLP-1 多肽链跟蛋白质一样，都是由 31 个天然氨基酸按照一定的序列连接而成的，而多肽的修饰则不外乎氨基酸残基替换和氨基酸侧链修饰。所谓氨基酸残基替换就是在某个特定的位点，用不同的天然或非天然的氨基酸把原先的氨基酸替换掉；而氨基酸侧链修饰就是用化学合成的方法在某个位点的氨基酸侧链上，接上不同性质的化学基团，最常见的有长链脂肪酸（long chain fatty acids）。这些修饰除了可以保护多肽的骨架不被蛋白酶降解，还可以显著增加药物进入血液后与血浆白蛋白的结合率，导致其体内吸收与分布过程减缓，从而增加药物在血液中的持续时间。

虽然有章可循，但是这些分子的化学合成变得十分复杂。首先，诺和诺德研发团队采用生物工程技术，用基因重组来表达不同的多肽，进行定点的氨基酸置换；分离纯化之后，再用有机合成技术进行修饰，加上不同的长链脂肪酸。

经过药物化学团队的艰苦努力与系统性的筛选，他们建立了侧链修饰基团的结构与化合物半衰期之间的相关性，终于找到了化合物 217，将它推选为临床候选药物。（具体说来，就是分别在 8 位点和 34 位点进行了氨基酸残基替换，并在 26 位点给氨基酸侧链加上了 C-18 脂肪二酸。）

化合物 217 是一个新型的 GLP-1 类似物，在小鼠中半衰期长达 48 小时，并且在达到亚稳态时血浆浓度的高峰值与低谷值的比例较低，适合长效药物的开发。[1]2012 年，化合物 217 的临床研究开始了。

求胜心切：早期临床喜忧参半

因为项目团队目标是每周使用一次的长效药物，所以临床研究的第一个任务就是测定化合物 217 在人体内的半衰期到底是多长。

前面我们说了，化合物 217 在小鼠体内的半衰期是 48 小时，才 2 个整天，距离一周 7 天还差得很远，怎么就会被挑选出来进行临床试验呢？这是因为同一个化合物在不同物种体内的代谢过程是有很大区别的，尤其是半衰期。

长期以来，制药界和学术界一直致力于寻找可靠的方法，通过临床前不同物种的动力学研究数据来预测该化合物进入人体后的半衰期。比如，通过实际测量（至少）两个不同物种的半衰期，我们可以根据实验动物的体重外推到人类：小鼠的平均体重是 50 克，化合物 217 在小鼠实际测量的半衰期是 2 天（48 小时）；而比格犬的平均体重是 10 千克，如果化合物 217 在比格犬内的实际测量的半衰期是 3 天（72 小时），那么我们可以根据人体的平均体重 60 千克，外推出化合物 217 在人体内的半衰期可能长达 8 天（192 小时）。

当时，诺和诺德项目团队对这个临床候选药物做了一系列认真仔细的估算，不同算法给出的结果差别很大，可能的人体半衰期大约在 60—400 小时之间。也就是说有希望，但是不确定。

估算终归还是估算，真实的人体半衰期还是要在一期临床试验中进行实际测量，这往往也是临床试验揭晓的第一个结果。因为半衰期对于长效药物的开发至关重要，所以诺和诺德的项目团队更是翘首以待。

他们等来的是好消息：化合物 217 在人体内的半衰期约为 160 小时，而且高峰值与低谷值的差距很小，在体内代谢的浓度变化曲线平缓，非常适合开发成每周一次注射药物。法语的“一周”是“semaine”，就这样，药物名“司美格鲁肽”（semaglutide）诞生了。它有标准的 7 天半衰期，一周一次给药，血药浓度平稳。

紧接着，信心爆棚的临床团队全力推进剂量爬升试验，希望尽快获知这个化合物在人体上的耐受性和安全窗口。

所谓“安全窗口”就是最高安全剂量（亦称最高无副

作用剂量，即 No-effect dose）与最低有效剂量（Minimum efficacious dose）之间的比值。同一种药用于不同的人种、不同的性别以及不同的年龄组，它的安全指数也有可能是不一样的。落实到个体患者，每种药的安全指数还会有上下波动，但是绝大多数都应该在统计误差的范围之内。在原创新药的研发过程中，安全指数是一个很重要的“标志杆”。安全指数越高的药，用药的允许误差就越大，适用的人群就越广。

安全指数是一个需要在临床试验中实际测量的比值，具体的操作方法就是“剂量爬坡”（dose escalation）。任何一个试验药物（investigational drug）首次进入人体都需要从一个肯定安全的低剂量开始，然后逐步增加剂量，同时密切观察受试者的反应和各项关键的生物指标，一旦发现问题就可以及时终止，以免出现严重毒副作用。

也许是因为临床团队求胜心切，在剂量爬坡的试验中直接参考了利拉鲁肽的方案，没有做相应的调整，结果欲速而不达。相当高比例的受试者对司美格鲁肽不耐受，不少人出现了恶心和呕吐等副作用，退出了临床试验。表现出不耐受的受试者人数比预期高出了不少，给临床团队泼了一盆冷水。他们不得不回到会议室里，重新认真讨论临床方案，根据司美格鲁肽与利拉鲁肽的差异性进行了及时的调整，放缓节奏，通过延长剂量调整的周期，解决了药物不耐受的问题。

虽然说安全问题是新药研发的首要问题，但获得足够的安全窗口只是临床研究的第一步，接下来的疗效问题依然面临很大的挑战。如前所述，一天一次的利拉鲁肽注射液是一个非常成功的升级换代产品，已经成为 GLP-1 类药物的标杆，所以现在的司美格鲁肽必须有更好的表现。超长的半衰期可以降低给药频次，但如果没有出色的降糖效果以及相关的治疗效果，恐怕还是难以被市场（患者和支付方）接受。

稳扎稳打的司美格鲁肽临床团队能交出一张令人满意的答卷吗?

超越自我：期待之中与意料之外

司美格鲁肽的开发目标是2型糖尿病的治疗药物，所以它的临床试验的首要指标当然是控制血糖，主要是看糖化血红蛋白（HbA1c）的变化情况。

早先上市的利拉鲁肽在血糖控制方面已经比当时市场上的其他药物更有优势，诺和诺德希望，司美格鲁肽作为全新一代的长效降糖药物，能够百尺竿头更进一步，实现自我超越。

既然要超越，那就要跟市场上的标准疗法进行比较。在三期临床试验中，司美格鲁肽果然不负众望，在多达10项与其他已经上市的降糖药物（包括同类型药物和几种不同作用机理的药物）的头对头研究中，均显示出更优的降糖疗效，且安全性良好，大大超过了预期。一位牵头司美格鲁肽临床研究的中国内分泌专家表示：司美格鲁肽“每周注射一次，即可以维持注射后长达7天时间里的平稳血药浓度，是当前已经上市的GLP-1 RA中血糖控制达标率最高的药物”。在全球系列研究中，司美格鲁肽疗效显著，总体安全性良好。

这是一个重要的里程碑，也好于大家的预期，但多少还算是意料之中的，因为糖尿病的临床前动物模型有相对比较可靠的转化医学支持。也就是说，在动物模型试验中能观察到血糖和糖化血红蛋白的变化，那么在人体临床研究中应该也能够观察到相应的变化。司美格鲁肽在临床前的动物模型中表现就很出色，被大家寄予厚望。现在有了临床的验证，大家心里的一块大石头落地，可以继续向前推进了。

司美格鲁肽临床研究的下一个重要指标是什么呢？降低2型糖尿病合并心血管疾病患者的主要心血管不良事件风险。

2型糖尿病患者中有很高比例的人会伴随发生严重的心血管疾病，最终并发心血管死亡、心肌梗死、缺血或者出血性卒中等不良心血管事件，死亡率相当高。所以，发达国家的药品监管部门早在十多年前就把糖尿病治疗药物对患者心血管的影响列为临床研究的规定项目，要求药企提供“心血管结局研究”（CVOT）的数据。

对于糖尿病药物研发来说，不增加或者减少主要心血管不良事件发生风险是一个非常重要的实际效果。因为目前缺乏能反映主要心血管不良事件的临床前动物模型，所以临床研究的不确定性很高。在这样的情况下进入临床试验，跟摸黑走夜路也差不了多少，而且结果研究耗时长、耗资大，弄得不好全打了水漂。好在有前面的利拉鲁肽做榜样，专家们认为司美格鲁肽应该也会对 2 型糖尿病患者的心血管有保护作用。

2013 年诺和诺德开始了代号为 SUSTAIN 的系列临床研究，在 2 型糖尿病患者人群中对司美格鲁肽的疗效及安全性、心血管和肾脏结果等进行全面的评估。其中第六项试验（SUSTAIN 6），就是以心血管结局为主要研究终点的心血管结局研究。

该项试验纳入受试者 3 297 人，其中合并心血管疾病和 / 或慢性肾脏病患者占 83.0%，中位治疗时间超过两年，评估首次发生主要心血管不良事件（包括心血管死亡、非致死性心梗、非致死性卒中的复合事件）的时间。结果显示，司美格鲁肽相较于安慰剂组显著降低主要心血管不良事件风险达 26%，其中非致死性卒中风险显著降低达 39%。此外，其他心血管不良事件，比如血运重建（包括搭桥、支架等供血重建手术）、不稳定性心绞痛住院、心力衰竭住院等复合风险亦显著降低，实际效果与社会效益之大，可见一斑。

追求卓越：控糖为主的综合治理

相较于对心血管的保护作用，作为代谢改善重要指标之一的体重减轻是比较容易预判的，因为有不少临床前的动物实验可以做。但是 GLP-1 类似物对于食欲和体重的影响机制仍旧有太多未知的因素，不像血糖研究那么深入，其中一个很重要的问题就是药物如何发挥降低食欲和减少进食的功效。

临床前动物实验的影像学研究直接显示了司美格鲁肽可以透过实验动物的血脑屏障，而且在大脑中不是均匀分布的；其次，迷走神经切断的大鼠实验结果排除了从肠胃道反馈至大脑的可能性，基本确定司美格鲁肽只有进入大脑的某些特定区域才能发挥作用。

减重是 SUSTAIN 系列临床研究的次级终点，在这一点上，司美格鲁肽在多项试验中均显示出了良好的效果。比如，在与安慰剂对照的第一项试验（SUSTAIN 1）中，注射 1 毫克司美格鲁肽的受试者平均减重约 5%（安慰剂组减重 1%）；在与艾塞那肽周制剂对照的第三项试验（SUSTAIN 3）中，注射1毫克司美格鲁肽的受试者平均减重约6%（艾塞那肽组约2%）。

2016年12月，诺和诺德向FDA提交了新药申请。2017年12月，FDA咨询委员会以16：0的投票结果批准司美格鲁肽上市。欧盟于2018年2月也批准了司美格鲁肽的上市申请。其他主要国家，如日本、加拿大、澳大利亚等，也都先后批准了司美格鲁肽的上市申请。

2021年4月27日，中国国家药品监督管理局批准了诺和诺德研发生产的诺和泰®（司美格鲁肽注射液）在中国的上市申请，它成为中国首个且目前唯一具有心血管适应证的GLP-1周制剂降糖药物。

近年来，随着糖尿病治疗理念由“以降糖为中心”向“关注心血管结局兼顾血糖”转变，降糖效果显著、兼具全面心血管代谢获益的GLP-1类似物在各大糖尿病治疗指南中的地位显著攀升。司美格鲁肽注射液以突破性技术将半衰期延长至7天，实现一周一次给药，强效控糖，“按需”精准达标，并以全面心血管代谢获益，为中国2型糖尿病患者综合管理糖尿病，进一步改善长期治疗效果提供了更加有效、简便、安全的选择，有助于患者实现长久保护，享受高质量的生活。

展望未来：令人期待的“口服药”

除此之外，司美格鲁肽在代谢性疾病领域展现了巨大的潜力，也有可能在其他疾病领域使患者获益，比如非酒精性脂肪性肝炎（NASH）、慢性肾病和脑部疾病。据悉，司美格鲁肽正在中国进行治疗早期阿尔茨海默病的临床试验。[2]

2021 年 6 月 5 日，司美格鲁肽注射剂 2.4 毫克又在美国获批新适应证，可用于患有成年肥胖症［初始 BMI ≥ 30 kg/m^2。BMI 为身体质量指数，计算方式为体重（千克）除以身高（米）的平方］或超重（初始 BMI ≥ 27 kg/m^2）并伴有至少一种体重相关合并症的患者，结合饮食和运动进行长期体重管理。在一项代号为 STEP 4 的试验中，司美格鲁肽注射剂 2.4 毫克与安慰剂相比展示出优越且持久的减重效果，受试者在 68 周后减重 17.4%。

GLP-1 类似物用于 2 型糖尿病治疗已经有不少年了。然而，由于多肽类药物本身的理化性质，它们在人体胃肠道的吸收率几乎为零，口服药物的开发非常困难。通过制剂研究人员的不懈努力，诺和诺德的研发团队终于实现了从 0 到 1 的突破，在不改变化学结构的前提下，把司美格鲁肽的胃肠道吸收率从 0.01% 提高到了 1%。相较于皮下注射，这 1% 意味着更多的 2 型糖尿病患者将得到司美格鲁肽口服治疗方式的益处。

2019 年，用于治疗 2 型糖尿病的新型口服司美格鲁肽在欧美的获批给患者带来了希望，这是第一款获批上市的口服 GLP-1 受体激动剂，也是诺和诺德研发团队又一个重大的突破。

2021 年 4 月初稿于新泽西

2021 年 7 月定稿于上海

注　释

[1] 药物在人体内的半衰期一般都显著长于小鼠，司美格鲁肽在人体内的半衰期长达 7 天，但是在临床试验之前只有动物数据，只能大致推测在人体内的半衰期。

[2] 口服司美格鲁肽阿尔茨海默病临床试验，http: //www.cde.org.cn/news.do?method=changePage&pageName=service&frameStr=25。

第六章

血液的两面性：凝血与栓塞

快速凝固和流动性是血液的两个重要性质，对于健康的生活来说都是必不可少的。它们是血液的两张不同面孔，同时又都可能导致严重的问题。众所周知，血栓形成（血液凝固）是引发心脑血管事件的主要原因，可能导致中风和心脏病发作。抗凝药物可以有效降低心房颤动等疾病患者的血液凝固风险。然而，服用抗凝剂的患者出血风险会增加，因为血液不易再凝结。在特殊情况下，如交通事故、紧急手术的过程中，需要使用速效逆转剂止血。因此，开发了抗凝血药物泰毕全的勃林格殷格翰公司又推出了依达赛珠单抗来实现对泰毕全抗凝血作用的快速逆转。依达赛珠单抗是一种对泰毕全具有高亲和力的单克隆抗体，一旦注射到患者体内，它可以迅速与血流中的泰毕全结合，并中和其抗凝作用。

Both coagulation and fluidity of blood are essential to healthy lives. They are two different faces of the same blood, and both may cause serious problems. It is known that thrombosis (blood clotting) is a leading cause of cardiovascular events, and may lead to strokes and heart attacks. Anticoagulants, such as Pradaxa, can effectively reduce the risk of blood clotting in patients with conditions such as atrial fibrillation. However, patients on anticoagulants would have increased in risk of bleeding. Simply because it can no longer coagulate. Under special circumstances, such as traffic accidents, during surgery, etc., fast acting reversal agents are needed to stop the bleeding. Therefore, Idarucizumab was developed to serve this purpose. Idarucizumab is a monoclonal antibody with high affinity to Pradaxa, and once injected into patients it can quickly bind to Pradaxa in the blood stream, and neutralizes its anticoagulating effects.

达比加群酯与依达赛珠单抗的故事

在古希腊神话中，有一个头上长满小蛇的女妖，叫美杜莎，任何人一旦与她目光直接相对就会变成石头。英雄帕尔修斯在智慧女神雅典娜的帮助和护佑下，通过盾牌的反光判定了女妖的位置（因为不能直视），然后用神赐的宝剑砍下了那颗长满毒蛇的头颅，并把它献给了雅典娜，后者将这颗头颅镶嵌在著名的“宙斯盾”的中心。

传说中，女妖美杜莎的血管里流淌着两种截然不同的血液：在她的左侧，是致人死亡的毒血；而在她的右侧，则是赋予生命的鲜血。

虽然古代人对血液确切的生物功能还一无所知，但他们确信血液对于生命无比重要，并对其神秘性着迷，臆想和编撰了包括美杜莎身上有两种血液在内的许多神话故事。人类很早就意识到，血管里流淌不息的红色液体有着不可调和的两面性，既可夺走人的生命，也可以赋予生命，可谓“水可载舟，亦可覆舟”。

进入现代社会，我们对血液功能的理解比以往任何时候都更加具体和全面。随着科学研究的不断深入，血液的“两面性”在疾病和健康领域正在显示出越来越重要的作用。比如，凝血作为血液的重要性质之一，在绝大多数情况下是用来保护生命的，但在另一些情况下，凝血会造成栓塞，带来终止生命的巨大风险，所以预防和清除栓塞又成了医药研究人员长期以来的重要目标方向之一。

在生命的河流中，我们应该如何把控凝血和栓塞这一对矛盾呢？让我们从头说起。

生命的河流

“肉体的生命在血液之中。”我们人类很早就知道血液的存在，也知道血液对于维系生命的重要性，但真正认识到血液的性质和作用则经历了漫长的探索和研究，到今天也没有停止。

几千年来，西方人一直认为人体有四种基本的液体：黄胆汁、黑胆汁、白痰和红血。这四种体液分别对应四种基本的宇宙元素：火、土、水和空气。东方医学典籍《黄帝内经》之《灵枢・决气》篇则指出：“中焦受气取汁，变化而赤，是谓血。”认为“六腑”之一的中焦受纳运化饮食水谷，吸取其中的精微物质，即所谓“汁”，其中包含化为营气的精专物质和有用的津液，二者进入脉中，变成了红色的血液。公元 2 世纪，古希腊医生盖伦也持大致相同的观点，他认为血液是由消化道吸收的食物和饮料在肝脏中制成的。同时，他还认为血液是不断被消耗的，进餐后会得到补充。这种观点直到 1 500 年之后才有了改变。

1628 年，英国医生威廉·哈维（William Harvey）发表了《动物心脏和血液运动的解剖学研究》（*An Anatomical Essay on the Motion of the Heart and Blood in Animal*），首次指出血液是从心脏左侧通过动脉流出，然后通过静脉返回到心脏右侧。哈维关于血液循环的发现是革命性的，是医学史上公认的最伟大的发现之一。

1774 年，英国科学家约瑟夫·普里斯特利（Joseph Priestley）发表论文指出，他发现了一种"脱燃空气"（dephlogisticated air），该气体能使蜡烛燃烧得旺，烛光更明亮，也能使老鼠呼吸时更活跃，寿命更长。随后，法国著名化学家安托万·拉瓦锡（Antoine Lavoisier）通过一系列实验确认了普里斯特利发现的气体是一种新的化学元素，把它命名为"氧气"（oxygen），并正确描述了氧气在燃烧中的作用。

自从发现和使用火以来，远古的先祖就知道，在封闭空间里，火焰会逐渐熄灭，人和动物也会被憋死，所以，人们一直相信空气里有某些东西是燃烧和生存所必需的。普里斯特利和拉瓦锡的实验结果把燃烧和生物的呼吸与刚刚发现不久的氧气建立了联系，最终让大家明白了我们赖以生存的东西是空气中的氧气。

已有的历史文献显示，至少从1794年开始，已经有人认为血液与呼吸氧气有关，但直到1840年，德国生物化学家弗里德里希·胡内菲尔德（Friedrich Hunefeld）发现了血红蛋白（hemoglobin），血液能携带和运输氧气的特性才得到了充分的实验证据的证明。血红蛋白是一种含铁的蛋白质，脊椎动物吸入新鲜空气之后，其中的氧气会通过肺膜扩散溶解在血液中。进入血液细胞的氧气分子与血红蛋白中的铁离子能很快形成紧密的结合，血液的颜色也因此从暗红色（不含氧气的静脉血）变为鲜红色（含有氧气的动脉血）。

一个成年人大约有4—5升血液，每升血液大约可溶解200毫升（常压下）的氧气。脊椎动物的血液由悬浮在血浆中的血细胞组成。血浆占血液体积的55%，主要是水（92%），还含有蛋白质、葡萄糖、矿物质、激素、二氧化碳和血液细胞。血细胞主要分为红细胞（red blood cell）、白细胞（white blood cell）和血小板（platelet）。脊椎动物的血液中含量最多的细胞是红细胞，富含血红蛋白。它们先是从肺静脉把氧气带入心脏，然后在心脏的泵送作用下通过动脉（包括冠状动脉）血管把氧气送到身体的各个器官。

血液，生生不息地流淌在生命的河流中。它们每天在体内流动的里程近两万千米，足够往返北京与广州五次；我们每个人的静脉、动脉和毛细血管网络的总长度接近十万千米，比地球周长的两倍还要长！

凝血与防栓塞

除了携带氧气的红细胞，血细胞中还有与免疫相关的白细胞，以及与凝血相关的血小板。氧气维系着我们每个人的生命，免疫让我们不受各种病原体的入侵，而凝血则能在我们受伤失血时及时启动止损和修复机制，保护我们的机体。

凝血就是血液由流动的液体状态转变为不流动的凝胶状态的过程，其实质是血浆中的可溶性纤维蛋白原交联成不溶解的纤维蛋白的过程，是生理性止血的关键环节。凝血过程在整个生物世界里是高度相似的，所有哺乳动物的凝血过程均涉及细胞（血小板）和蛋白质（凝血因子）成分。因其与多种非常严重，甚至致命的疾病相关，人类的凝血过程得到了广泛和深入的研究。

当血管的内皮受到损伤时，凝血机制会立刻被激活。血液暴露于内皮下空间会引发两个相对独立的过程：一个是血小板的活化，另一个是包括多种凝血因子的继发性凝血过程。这两个变化都会导致交联纤维蛋白的形成，使暴露于伤口周围的血液凝固。

血小板活化之后会立即在受伤部位黏附和聚集，并形成栓塞，这被称为初级止血；与此同时，继发性凝血机制会像多米诺骨牌一样，接二连三地触发包括多种凝血因子在内的一系列反应，最终形成纤维蛋白链，从而加强血小板的初级栓塞，止住伤口的流血，保住性命。

但是，在某些特殊情况下，即使血管没有受伤或者只是轻微受伤，凝血机制也会被触发，在体内形成血凝块（blood clot），这种栓塞（thrombosis）可能发生在静脉血管或动脉血管中。静脉栓塞会导致身体受影响部位充血，比较常见的有深静脉栓塞（deep vein thrombosis，简称 DVT），其表现之一就是所谓的“经济舱综合征”。而动脉栓塞（以及较少见的严重静脉栓塞）会影响供血，并导致由该动脉供血的组织因缺血而受损，甚至坏死。动脉或静脉栓塞的碎片可以脱落成为栓子（embolus），进入血液循环后还可能在身体的其他部位造成栓塞，称为“血栓栓塞”（thromboembolism）。根据它们发生的具体位置，栓塞可能会导致非常严重的后果，如卒中、心脏病发作，甚至死亡。

在发达国家里，每年每 1 000 个成年人中就会有 1—2 人发生栓塞。尽管确切数字尚不清楚，但据估计美国每年有多达 100 万人发病，其中有 6—10 万名患者死于静脉血栓栓塞，而美国每年用于治疗栓塞及其引发的相关疾病的费用高达 100 亿美元。跟踪研究还显示，每 10 名发生过血栓的患者中就会有 3 名在 10 年内再次发病；在发生过深静脉栓塞的患者中，有三分之一到二分之一的人会出现长期并发症（称为“血栓后综合征”），例如受影响肢体的肿胀、疼痛、变色和脱屑等。

分子遗传学研究已经识别出了好几种增加血栓形成风险的遗传特征，也称为遗传性血栓形成倾向。美国的调查结果显示，大约 5%—8% 的人口会携带这些遗传特征中的至少一项，这些人栓塞的风险远高于一般人群，值得引起大家的重视。

由此可见，虽然凝血机制是保护生命之必需，但是凝血若发生在错误的时间和地点会严重有害健康，甚至会威胁生命。这就是血液的“两面性”在凝血和栓塞上的充分体现。

随着对血液的了解越来越深入，科学家们意识到，在体内没有受伤（或溃疡）的情况下，预防栓塞是有益于健康的，可以显著降低多种与栓塞相关的疾病的风险。所以，长期以来，抗凝血一直是医药研究的一个热门领域。

“甜三叶草病”、水蛭和肝素

早期的突破源自20世纪20年代的“甜三叶草病”。当时加拿大和美国中西部的牧民们饲养的牲畜里流行着一种神秘的怪病，引起很高比例的死亡，经济损失惨重。原本健康的牛和羊在吃了当地生长的甜三叶草的干草之后出现了高比例的内出血死亡，被称为“甜三叶草病”。该病的高发季节是气候潮湿的春夏，此时堆积的干草很容易发生霉变。

1933年冬天，一个名叫卡尔森的牧民用卡车载着100磅发霉的干草和一头死牛，到200多英里外的威斯康星大学寻求帮助。在那里，卡尔森找到了生物化学系的卡尔·林克（Carl Link）教授，把发霉的干草和死牛交给了他，还有一桶从病牛体内放出来的不会凝聚的牛血。经过六年不懈努力，林克教授的团队终于在发霉的干草里发现了导致“甜三叶草病”的化学物质。原来，在霉变过程中，一种名为香豆素（coumarin）的天然产物被氧化后生成了一种新的化合物，他们把这种新化合物命名为“二香豆酚”（dicoumarol）。

二香豆酚有很强的抗凝血作用，导致吃了霉变干草的牲畜内出血而死。在此基础上，林克教授的团队开始合成二香豆酚的衍生物，争取找到能快速抑制血液凝聚的新型化合物，用于开发灭鼠药。1948 年，一个二香豆酚的衍生物作为灭鼠药成功上市销售。因为资助这项研究工作的机构是威斯康星校友研究基金会，所以他们就把这个基金会的英文缩写“WARF”和香豆素的词根拼起来，命名这款灭鼠药为“华法林”（Warfarin）。

1951 年发生的一个偶然事件，让有心的科学家看到了华法林用于抗凝血的安全窗口。一名美国陆军预备役军人吞下了大剂量的华法林试图自杀，被人及时发现后送到医院抢救。在医院接受维生素 K 的紧急治疗后，这位军人完全恢复了健康。有了这个本不应该发生的临床案例之后，华法林作为治疗性抗凝剂的临床研究小心翼翼地开始了，1954 年，华法林被批准上市。刚刚上市一年，时任美国总统艾森豪威尔突发心梗，医生给他服用了华法林，他因此逃过一劫，从此华法林声名鹊起，成为第一个抗凝血的重磅大药。

华法林上市 24 年之后的 1978 年，科学家终于弄清了华法林的抗凝机理，同时也解释了为什么维生素 K 能逆转华法林的功效：原来华法林是维生素 K 环氧化物还原酶的抑制剂，所以大剂量的维生素 K 可以逆转华法林的抗凝效果。

前面我们已经提到，初级止血机制是以血小板活化为标志的，而继发的次级凝血机制则包括多种凝血因子，像多米诺骨牌那样从上游一级一级地触发下游的连锁反应，最终形成相互交联的纤维蛋白。这种凝血的连锁反应在学术界被形象地称为“凝血瀑布”（coagulation cascade），而目前已知的相关凝血因子则用罗马数字来表示，它们被激活后有序地协同作用，逐级放大信号，完成凝血过程。

在这些凝血因子中，因子Ⅱ、Ⅶ、Ⅸ和Ⅹ需要维生素 K 共同作用才能发挥凝血作用，而华法林刚好可以抑制维生素 K 的合成，除此之外，华法林还可以作用于另外两种凝血蛋白，其作用如同在“凝血瀑布”的多个位点设立了关卡，阻断了凝血信号，从而发挥抗凝作用。

“凝血瀑布”通常有两种不同的启动方式，一种是接触激活途径，也称为内在途径（intrinsic pathway）；另一种是组织因子途径，也称为外在途径（extrinsic pathway）。以前认为“凝血瀑布”的两条途径同样重要，但现在已知启动凝血的主要途径是组织因子（外源性的）途径。这两种不同的初始途径都会触发产生纤维蛋白的基本反应，殊途同归的关键是激活凝血酶（thrombin），也就是把凝血酶原转化成凝血酶。凝血酶原的激活在生理和病理凝血过程中是至关重要的，该过程的失衡会引起严重的健康问题，太低了会出现低凝血酶原血症（hypoprothrombinemia），太高了又会出现高凝血酶原血症（hyperprothrombinemia）。

凝血酶是一种丝氨酸蛋白酶（serine protease），它的功能是将可溶性纤维蛋白原转化为不溶性纤维蛋白链，并催化许多其他与凝血相关的反应。早在 1872 年，出生于现今爱沙尼亚的德国生理学家亚历山大·施密特（Alexander Schmidt）就根据他对纤维蛋白原和纤维蛋白的研究结果，提出了凝血酶的猜想，认为存在一种将纤维蛋白原转化为纤维蛋白的酶。1894 年，荷兰生理学家康奈利斯·皮克尔哈林（Cornelius Pekelharing）发现了凝血酶原，证实了施密特的猜想。

到了 20 世纪 90 年代，随着凝血酶在"凝血瀑布"的中心作用被确认，研发凝血酶抑制剂就成了抗凝血药物研发的热门领域。

其实，大自然早就进化出了具有极强抗凝血效果的凝血酶抑制剂。1884 年，英国科学家约翰·海克拉夫特（John

Haycraft）发现的水蛭素（hirudin）就是一款天然的凝血酶抑制剂。水蛭，俗称蚂蟥，是一种以吸取哺乳动物的温血为生的软体动物。水蛭能分泌一种具有抗凝血特性的化学物质，以保证刺破宿主的皮肤后血液不会凝固，这样它就能持续不断地从伤口吸取宿主的血液。20 世纪 50 年代，水蛭素被分离和纯化，但是其结构直到 1976 年才被完全确定。随着生物工程技术的进步，基因重组水蛭素的生产成为可能，为这一组新药的开发铺平了道路，导致了一些基于水蛭素的抗凝药物的成功开发和销售。还有一类天然来源的抗凝血药物来自动物肝脏的“肝素”（heparin）及其降解产物——低分子量肝素（Low Molecular Weight Heparin，简称 LMWH）。[1]

水蛭素和肝素药物的出现为抗凝血治疗提供了新的选项。传统药物华法林因为作用不够专一，疗效不易掌控，还有一些常见的风险因素，需要做常规抗凝监测和剂量调整，适用范围受到限制。不过，水蛭素和肝素药物都是生物制品，需要静脉或皮下注射，也在一定程度上影响了临床应用。

直接凝血酶抑制剂，尤其是口服小分子直接凝血酶抑制剂的出现，揭开了预防性抗凝血治疗新的一页。

房颤与口服抗凝剂

在大多数情况下，血栓的形成是很难准确预测的，但是长期的临床观察和基础医学研究发现了不少风险因素和关联性的病症，房颤就是其中之一。

心房颤动（atrial fibrillation），简称房颤，是临床最常见的心律失常之一，其特征是心房的快速和不规则搏动。在2020年，全球有3 300多万人出现过房颤。房颤通常以短暂的异常搏动开始，随着时间的推移，异常搏动变得更长或持续。房颤也可能始于其他形式的心律失常，例如心房扑动。

房颤发作时可能是无症状的，但不少患者会出现心悸、昏厥、头晕、气短或胸痛等症状。由于在房颤发生时，心房失去了正常的收缩功能，血液容易瘀滞在心房进而形成血栓，血栓脱落后随着血液流动，就有可能堵塞通向大脑的血管，缺血性卒中（也就是我们常说的“中风”）就随之发生了。房颤与心力衰竭、痴呆和卒中的风险是直接相关的。据统计，房颤患者每年有5%的概率诱发卒中，比非房颤患者高出 5 倍。

中国房颤预防的现状堪忧，诊断比例低，接受规范抗凝治疗的患者比例更低，与欧美国家相比存在较大差距，值得大家关注。根据最新的调查数据，中国大约有 800 万房颤患者，其中男性和女性的患病率分别从 45—54 岁年龄组的 0.8% 和 0.6% 增加到 75 岁以上年龄组的 5.4% 和 4.9%，而且只有 6% 的高危房颤患者接受了抗凝治疗。[2] 为此，上述调查的作者呼吁“迫切需要大规模的努力来减少房颤带来的不良后果”。

房颤的预防主要侧重于控制危险因素和改变生活方式，例如减肥、戒烟、戒酒和锻炼身体等，高风险人员可以在医疗保健专业人员的指导下进行管理和调节。

抗凝治疗是房颤卒中预防的核心策略，可显著降低卒中的风险。除了卒中风险低或内出血风险高的人群，对于大多数房颤高危者，医生都会推荐抗凝治疗，这跟房颤症状出现与否并非严格相关。

2008 年，第一个小分子口服凝血酶抑制剂——达比加群酯（Dabigatran）在欧盟上市，2010 年在美国获批，2013 年又在中国成功上市（商品名 Pradaxa，泰毕全），用于降低非瓣膜病房颤患者的卒中和全身性栓塞风险。这是一款由德国制药公司勃林格殷格翰研发的创新药物，是继华法林之后的又一次重要突破，引起了广泛关注。美国著名杂志《大众科学》提名达比加群酯为2010年全球十大科技成果之一。[3]

临床医学研究结果显示，达比加群酯的抗凝疗效在多个临床适应证中发挥作用，与华法林或抗血小板药物相比能更有效地降低房颤引起的卒中、骨科手术后继发性的静脉血栓、急性冠脉综合征等栓塞性疾病的风险，也不易受食物或药物的影响，不需经常验血监控凝血指数（INR），提供了可预测而稳定的抗凝血效果。

在一项代号为RE-LY的临床研究中，共纳入了44个国家的18 113名具有卒中风险的房颤患者，随机分组对比达比加群酯与华法林对房颤患者的抗凝疗效。[4] 这些受试者被分为三组，分别接受固定剂量的达比加群酯110毫克（低剂量）或150毫克（高剂量）治疗，或接受调整剂量的华法林治疗。其结果显示，“与华法林相比，接受110毫克剂量达比加群酯的受试者的卒中和全身性栓塞发生率大致相当，但出血事件发生率较低；而接受150毫克剂量达比加群酯的受试者则显示了更低的卒中和全身性栓塞发生率，但出血事件发生率相似”。随后发表的许多真实世界的荟萃分析也一致显示出，在非常严重的颅内出血（intracranial hemorrhage，简称 ICH）风险问题上，达比加群酯具有更好的安全性。[5]

目前，美国心脏协会（American Heart Association）更多推荐口服凝血酶抑制剂，而不再是传统的抗血小板药物，比如阿司匹林，或者特异性不够的传统抗凝药物，比如华法林。

解铃还须系铃人：特异性逆转剂

与传统的抗凝血药物一样，达比加群酯也要面对血液的“两面性”。一方面，达比加群酯的使用会使患者的血液不易凝固，降低因为凝血而产生的健康风险；但另一方面，服用抗凝药物的房颤患者和常人一样，在日常生活中可能出现外伤、车祸以及需要进行急诊手术等意外情况。在这些紧急情况下，如果血液不易凝固，就会给抢救造成困难，这时就需要能够迅速逆转抗凝效果的手段或药物。

为此，勃林格殷格翰公司开发了达比加群酯的特异性逆转剂——依达赛珠单抗（Idarucizumab）。

“逆转剂”这个概念与中国传统文化中“解药”的概念是很类似的，“逆转剂”可以在短时间内有效逆转达比加群酯引起的抗凝作用。也就是说，在紧急情况下，依达赛珠单抗可立即、安全和持续地逆转达比加群酯的抗凝作用，解除了医生对口服抗凝药在紧急情况下无法快速逆转抗凝作用的顾虑，较好地满足了这一非常特殊却又十分迫切的临床需求，让更多患者有机会接受抗凝治疗，预防脑卒中。

科学家们把达比加群酯的衍生物做处理后给小鼠接种，引起免疫反应，然后提取出最适合的抗体。经过一系列加工和处理，获得了一种人源化抗体的片段（Fab），也就是依达赛珠单抗（idarucizumab）。临床研究的结果显示，长期服用达比加群酯的受试者，无论是出现无法控制或危及生命的出血（如胃肠道或颅内出血），还是需要介入性紧急手术和干预，接受注射依达赛珠单抗后数小时内均可恢复凝血功能，中位时间 1.6 小时后即可开始手术治疗。在 90 天的随访期间，大多数受试者重新开始抗血栓治疗，并没有出现严重的不良反应。[6]

2015 年，依达赛珠单抗首先在美国和欧盟获准用于医疗用途。2019 年，依达赛珠单抗（商品名“泰毕安”）在中国也正式上市，使达比加群酯成为目前中国唯一拥有特异性逆转剂的口服抗凝剂。

这个特异性逆转剂的出现，还解决了一个很特殊的医学难题。对等待器官移植的患者来说，如果正在接受抗凝血治疗，是不能马上接受手术的，必须停止抗凝血治疗，等到凝血功能恢复之后才能接受移植。而可移植的器官来源是不确定的，一旦出现可移植器官，又必须立刻手术。可以快速起效的依达赛珠单抗很好地解决了这一难题。患者在等待期间不必暂停抗凝治疗，可以继续服用（或改用）达比加群酯，在手术之前几个小时内接受注射依达赛珠单抗，逆转达比加群酯的作用，让凝血恢复正常，就可以上手术台了。

依达赛珠单抗在欧盟刚刚上市没多久，波兰比亚威斯托克医科大学医院的急诊室接收了一位突发严重胸痛的主动脉瘤患者，需要紧急手术。[7]但是，患者长期接受抗凝血治疗，外科医生担心术中出血不止，拒绝进行手术。幸运的是，参加会诊的心内科医生了解到患者使用的是达比加群酯后，知道医院的药物储存冰箱中有达比加群酯的特异性逆转剂，于是立即给患者注射了依达赛珠单抗。仅三十分钟后，患者就被转至心外科手术室，成功接受了主动脉瓣植入的大手术。术后住院三周，患者的血流动力学稳定，便转至康复中心，在出院时又恢复了达比加群酯的凝血治疗。如果没有效果立竿见影的特异性逆转剂，这样皆大欢喜的结果是难以想象的。

回顾口服抗凝药研发的历史，我们对血液“两面性”的认识在不断地加深，越来越全面。从早先试图研发没有内出血风险的抗凝药，到接受出血风险，同时积极研发特异性的“解药”——逆转剂，使医护人员能够更加灵活地把控与凝血和防栓塞相关的各种风险，让生命之河流淌不息。

2021 年 12 月初稿于新泽西

2022 年 2 月定稿于新泽西

注　释

[1] 详见拙著《新药的故事 2》，第五章《依诺肝素的前世和今生》。

[2] Xin Du, Lizhu Guo, Shijun Xia, Jing Du, Craig Anderson, Hisatomi Arima, Mark Huffman, Yiqiang Yuan, Yang Zheng, Shulin Wu, Xuefeng Guang, Xianhui Zhou, Hongbo Lin, Xiaoshu Cheng, Jianzeng Dong, Changsheng Ma, “Atrial fibrillation prevalence, awareness and management in a nationwide survey of adults in China”, *Heart*, **2021**, 107, 535–541. doi: 10.1136/heartjnl-2020-317915.

[3] Pop Science: Your Guide to the Year in Science 2010. http: //www.popsci.com/science/article/2009-12/feature-your-guide-year-science-2010.

[4] Connolly, SJ, Ezekowitz, MD, Yusuf, S, Eikelboom, J, Oldgren,

Parekh, A, Pogue, J, Reilly, P, Themeles, E, Varrone, J, Wang, S, Alings, M, et al. "Dabigatran versus Warfarin in Patients with Atrial Fibrillation", *New Engl. J. Med.*, **2009**, *361*, 1139–1151.

[5] Blin, P, Dureau-Pournin, C, Bénichou, J, Cottin, Y, Mismetti, P, Abouelfath, A, Lassalle, R, Droz, C, Moore, N, "Comparative Real-Life Effectiveness and Safety of Dabigatran or Rivaroxaban vs. Vitamin K Antagonists: A High-Dimensional Propensity Score Matched New Users Cohort Study in the French National Healthcare Data System SNDS", *Am. J. Cardio. Drugs*, **2020**, *20*, 81–103.

[6] Pollack CV, Reilly PA, Eikelboom J, Glund S, Verhamme P, Bernstein RA, et al. (August 2015). "Idarucizumab for Dabigatran Reversal" . *New Engl. J. Med.*, **2015**, *373(6)*, 511–520.

[7] Anna TK, et al. "Successful use of Idarucizumab as a Reversal Agent for Dabigatran in a Patient with Acute Dissected Aortic Aneurysm." *Pol. Arch. Intern. Med.*, **2017**, *127(1)*, 68–70.

第七章

从尿糖开始的糖尿病居然能通过尿糖来治疗？

尿液中含有葡萄糖是糖尿病的典型症状之一。在古代，糖尿病就是通过病人尿液的甜味来诊断的。然而，一种新的糖尿病疗法也基于尿液中有葡萄糖分泌这一点。恩格列净是一种钠葡萄糖协同转运蛋白-2抑制剂。作为一种有效的糖尿病治疗方法，它同时具有心血管保护、肾脏保护和体重管理等益处。然而，在该药物的早期开发阶段，许多专家对这种非正统的方法持怀疑态度，因为主流观点认为，尿糖分泌增加可能会使糖尿病患者的病情恶化，给肾脏代谢带来额外的负担。动物研究的结果正好相反，通过抑制钠葡萄糖协同转运蛋白-2，糖尿病的关键指标糖化血红蛋白实际上降低了。临床研究结果也表明，恩格列净不仅降低了2型糖尿病的糖化血红蛋白指标，而且显著降低了心力衰竭和其他心血管风险。

The urinary secretion of glucose is the symptom of diabetes. In ancient times, diabetes was diagnosed by the sweet taste of patients' urine. A novel diabetes therapy, however, is also based upon the urinary secretion of glucose. Empagliflozin, a sodium glucose cotransporter 2 (SGLT2) inhibitor, showed very promising signs as an effective diabetes treatment, along with benefits of cardiovascular protection, kidney protection, and weight management. During the early stages of the development, however, many experts had doubts about this unorthodox approach, based upon the mainstream opinions that increased urinary glucose secretion might worsen conditions of diabetes patients with additional burdens to kidney metabolism. Animal study results showed the contrary, and HbA1c, a key indicator of diabetes, actually decreased upon inhibition of SGLT2 pathway. Clinical study results showed that Empagliflozin not only reduced HbA1c for type 2 diabetes, but also reduced heart failure and other cardiovascular risks by significant margins.

高光时刻：从意外到惊喜

2015 年 9 月 17 日，新上市的 2 型糖尿病新药恩格列净（Empagliflozin）在瑞典斯德哥尔摩举行的第 51 届欧洲糖尿病协会年会上迎来它的高光时刻，一项代号为 EMPA-REG OUTCOME 的临床试验结果获得了与会者全场起立的热烈鼓掌。

“我们期待分享完整的临床试验结果。”开发恩格列净的勃林格殷格翰公司全球医学副总裁汉斯–于尔根·沃尔勒（Hans-Juergen Woerle）博士说，“全世界大约 50% 的 2 型糖尿病患者的死亡是由心血管疾病引起的，低心血管风险是糖尿病治疗的重要组成部分。”

“这是一个惊人的结果，完全出乎意料。”格拉斯哥大学的纳维德·萨塔尔医生（Naveed Sattar）告诉媒体，“最显著的变化，尤其是心血管死亡和死亡率方面的变化令人震惊。再加上这些结果是在安全性这个大前提下取得的——（心血管）事件没有增加，只是感染略有增加。”

“这很了不起。”科罗拉多大学医学院的迈克尔·麦克德莫特医生（Michael McDermott）如是说，“在降低心血管结局方面，以前没有哪个糖尿病药物比其他的更好，因此这一新药应该在推荐早期使用的指南中处于更突出的位置。”

尽管参会的专家们坦承，目前他们还不能确定该药物降低全因死亡和心血管死亡风险的机理，但他们大都认为这里的原因可能是多方面的，而且不太可能是血压的单独作用。

显然，这对于2型糖尿病的治疗而言是一次里程碑式的突破，恩格列净成为当时唯一一种在专门的心血管结局试验中被证明能降低心血管死亡风险的降糖药。

这款药物有什么特殊的地方？怎么会让糖尿病的专家们如此兴奋呢？让我们从头说起……

古老疾病：从尿频到尿糖

糖尿病是一种古老的疾病，最早的文字记录可以追溯到公元前1500多年。当时古埃及医生赫西–拉（Hesy-Ra）记录了一种以尿频为症状的神秘疾病，该疾病还会导致消瘦。古印度人在公元400年前后也有关于这种神秘疾病的文字记载，他们将蚂蚁被一个人的尿液吸引作为诊断标准——这种尿被称为“蜜尿”。考古文献显示，古希腊人、古代中国人和古波斯人也都很早就发现了患者尿液中的这种甜味。

在中国，有关的文字最早出现在《黄帝内经》，有“肥者令人内热，甘者令人中满，故其气上溢，称为消渴”的描述。到了东汉末年，名医张仲景在《伤寒杂症论》中把“消渴病”的典型症状具体描述为“日饮水一斗，小便亦一斗”，这完全符合现代糖尿病的症状。公元600年前后，隋朝甄立言《古今录验方》中有“渴而饮水多，小便频数，有甜味”的描述，首次记录了消渴病患者尿糖的现象。

由此可见，人类对糖尿病的认识是从“尿频”开始的，然后再发展到有甜味的“尿糖”。在相当长的一段时间里，医生们就是通过那些被称为“试水者”的人品尝患者的尿液来诊断糖尿病的。糖尿病在西方的名称也反映了这个认识过程。大约在公元前250年，古希腊医生阿波罗尼乌斯（Apollonius）首先用“diabetes”一词来描述这种疾病，该词在希腊语中是“虹吸”的意思，跟张仲景描述的“日饮水一斗，小便亦一斗”完全是一个意思。1675年，英国医生托马斯·威利斯（Thomas Willis）在这种疾病的名称中添加了拉丁语“mellitus”，意思是蜂蜜或甜，以此表示尿液的甜味。所以，现在英语中糖尿病的全称是“Diabetes mellitus”，意思是“有甜味的尿频症”。[1]

因为我们对糖尿病的早期认知是从“尿频”开始的，而我们人类很早就知道肾脏是跟排尿密切相关的，所以糖尿病就被自然而然地认为是患者的肾脏出了问题，造成了排尿的异常。公元200年前后，古希腊医生盖伦最早将糖尿病描述为一种肾脏特有的疾病，因为肾脏留存尿液的能力太弱，造成尿频。公元1000年前后，波斯先贤伊本·西那（Ibn Sina，又名阿维森纳）把糖尿病患者尿液的甜味归因于摄取的水分和营养物质没有被吸收，而是通过肾脏排出了体外。

糖尿病是一种肾脏疾病，这一主流医学观点一直持续到19世纪中叶。这期间，许多医生试图在肾脏中找到解释性的病理异常却一无所获，由此产生的挫败感在1847年的一篇医学文献中得到了很好的表述：

“虽然有了患者的病理解剖，但糖尿病的病理学几乎没有或根本没有新发现。我们自然而然地对肾脏感兴趣，但是我们发现没有任何东西可以解释我们在生活中注意到的症状。我注意到肾脏呈深紫色，有脉络和血管，但质地没有其他改变。有人说在糖尿病患者的身上发现肾脏肥大，但是当我们反思肾脏的超负荷时，肥大和不自然的血管分布并不会让我们感到惊讶，这是病态尿频的后果而不是原因。”[2]

从19世纪末叶开始，化学和生理学的发展将医学从一门观察性的科学逐步转变为一门研究性的科学，这时专家们才发现跟糖尿病最紧密相关的脏器原来并不是肾脏。

五脏六腑：从肾脏到胰脏

我们都知道肾脏是“五脏六腑”中的五脏之一，其重要性不言自明。相比之下，同样重要的胰脏，因为其功能一直没有被发现，以至于在很长的时期内被认为只是“一个支撑周围内脏器官的肉质垫子”。英语中的胰脏是“pancreas”，它的意思是“都是肉”（pan 即“全部”，creas 即“肉”）。在中华文化的传统认知里，胰脏也被排除在“五脏六腑”之外，不属于重要的脏器。1683 年，以发现布鲁纳腺体（Brunner’s gland）而闻名的解剖学家约翰·布鲁纳（Johann Brunner）切除了狗的胰脏，但狗还是活了下来，似乎进一步显示了胰脏的“不重要”，于是在其后的两百年里，胰腺一直被认为是一个不重要的外部分泌器官。

随着解剖学的进一步发展，胰脏的导管被识别出来，而随着消化研究的深入，它在消化过程中的作用开始引起重视。1855 年，当法国生理学家克劳德·伯纳德（Claude Bernard）发现肝脏的糖原特性并确定葡萄糖是其内分泌物时，胃肠道中葡萄糖吸收的机理成为了许多研究的焦点。正是这一观察结果在接下来的五十年中逐渐发展为内分泌学，并且为发现胰岛素及其作用铺平了道路。

英国医生托马斯·考利（Thomas Cawley）是第一个提出胰腺和糖尿病之间关系的人，他在1788年记录和描述了与糖尿病相关的胰腺钙化和结石病例。这些最初的临床观察在1889年得到证实，当时，德国医生奥斯卡·明可夫斯基（Oscar Minkowski）和约瑟夫·梅林（Joseph Mering）通过实验证明，切除胰脏的狗虽然可以存活，但会出现糖尿病的典型症状，而这些症状可以通过皮下植入胰脏的碎片来逆转。同一时期，德国病理学家保罗·朗格汉斯（Paul Langerhans）描述了后来以他的名字命名的胰岛的独特形态特征，人类对胰脏功能的认知向前跃进了一大步。

1909年，美国病理学家尤金·奥皮（Eugene Opie）报告了糖尿病患者的胰岛透明且变性，这一发现随后在一系列实验研究中得到证实，终使英国生理学家爱德华·沙佩–谢弗（Edward Sharpey-Schafer）在1916年提出了著名的胰岛素假说。他认为胰脏内的朗格汉斯岛可以产生葡萄糖的调节激素，称其为“胰岛素”（insulin）。

于是，寻找这个假想激素的竞赛开始了。1922年，加拿大科学家弗雷德里克·班廷（Frederick Banting）和查尔斯·贝斯特（Charles Best）赢得了这场竞赛，首先发现了胰岛素。

至此，糖尿病的内分泌性质已经明确，糖尿病被看作一种肾病的时代结束了。接下来的整个20世纪，糖尿病的研究都是围绕着胰脏功能进行的，其核心一直是胰岛素的敏感度、合成与分泌。

除了胰岛素本身及其衍生物被广泛用于糖尿病治疗，医药工业界还研发出了许多安全有效的糖尿病治疗药物，例如，用于提高胰岛素敏感度的药物有二胍类的二甲双胍、格列酮类的吡格列酮等，用于提高胰岛素分泌的药物有磺脲类的格列吡嗪等。

虽然我们对糖尿病的认识已经深入到了分子的水平，但我们对糖代谢复杂性的认识远远没有结束。在20世纪末叶，由于一个古老的、原本被认为会引起糖尿病的天然产物，和几个关于这个天然产物的出乎意料的实验结果，医药界对糖尿病研究的注意力又被拉回到了在这个领域里早已被边缘化的肾脏。

新世纪来临之时，这个名为“根皮苷”（phlorizin）的天然产物与它的作用靶点钠-葡萄糖共转运载体（SGLT）重新进入了人们的视野。

重回肾脏：从根皮苷到 SGLT

根皮苷是 1835 年比利时化学家洛朗·纪尧姆·德·科宁克（Laurent-Guillaume de Koninck）从苹果树根皮中分离得到的一种新化合物，[3] 而 SGLT 则是钠–葡萄糖协同转运体（Sodium-Glucose coTransporter，一种蛋白质）的英文缩写。

19 世纪初，法国化学家首次从金鸡纳树皮中分离得到了抗疟疾的神药奎宁后，许多科学家便开始在各种植物体中仔细寻找，希望发现第二个"奎宁"，根皮苷就是这样被发现的。它的味道甘苦，有点像奎宁，但因为未被发现退烧和抗疟疾的功效，便被学术界搁置在一边了。

过了大约半个世纪，上文提到的德国糖尿病专家梅林医生在动物实验中观察到，给狗口服或注射根皮苷会引起糖尿、多尿、体重减轻等症状，由于那时业界对糖尿病的认知还停留在尿频和尿糖这些典型症状上，根皮苷就被认为是可以诱发糖尿病的药物。

梅林医生不但描述了根皮苷诱发糖尿的现象，他还发现使用根皮苷其实可以降低狗的血糖，并猜想它“可能是通过改变肾脏中的某些东西来诱导糖尿的”。但是，他观察到的“根皮苷-糖尿病”与常见的糖尿病非常不同，这些被根皮苷诱发“糖尿病”的动物的血糖随着糖尿不增反降，不知应该如何解释。后来，与他长期合作的明可夫斯基医生通过实验表明，对于肾脏切除的狗，根皮苷是没有尿糖和降糖作用的，从而确认了根皮苷的作用器官是肾脏。

很遗憾，这些非常重要的实验结果并没有引起业界的重视。整个20世纪是糖尿病的胰脏世纪，所有的糖尿病研究都聚焦在那个原本连“五脏六腑”都算不上的“小肉垫”上。尽管这彻底改变了糖尿病的病理、诊断和治疗，但随着工业进程的不断加速以及人类饮食起居的巨大变化，糖尿病发病率不降反升，成为新世纪人类健康的主要威胁之一。

1987年，美国耶鲁大学医学院的教授卢西亚诺·罗塞蒂（Luciano Rossetti）等人发表了一篇很重要的学术论文。[4]他们用糖尿病大鼠模型做实验，再现了一百年前梅林医生在狗实验中的观测结果。但这一次，业界对糖尿病的认识已经不再是从前的“尿频”和“尿糖”，而是血糖和糖化血红蛋白。所以，他们得出的结论也就完全不一样了：根皮苷不但不会诱发糖尿病，而且可以在没有低血糖发生的情况下使糖尿病大鼠的血糖正常化。

另外，从 20 世纪 60 年代开始，科学家通过研究根皮苷的作用机理，已经逐步弄清楚了它的作用靶点是跨细胞膜活性葡萄糖转运体，不仅在肾脏中，而且在红细胞和小肠中也是如此。到了 20 世纪 80 年代，构成这种跨细胞膜的活性葡萄糖的主动转运系统的蛋白质被分离和表征，命名为“钠–葡萄糖协同转运体”。因为根皮苷对 SGLT 的亲和性是葡萄糖的 1 000—3 000 倍，可以有效抑制 SGLT 的转运功能，阻断肾脏对葡萄糖的重吸收，不能被吸收的葡萄糖就通过尿液排出了体外。

人的肾脏中分布着 SGLT 的两个亚型，一种是 SGLT1，负责肾脏对葡萄糖重吸收的约 10%；另一种是 SGLT2，具有更高的葡萄糖转运能力，负责肾脏重吸收的约 90%。被称为“上帝转基因”的人体的遗传学研究为 SGLT 的两个亚型在人体内的作用提供了非常重要的信息：SGLT2 功能缺失性突变的人群会出现一种罕见的常染色体遗传病，称为“家族性肾糖尿”。该病的患者每天从尿液中排出的葡萄糖高达 100 克以上，却不影响他们的健康和生活。而另一个亚型 SGLT1 基因突变相关动物实验的结果就没那么好了，因为 SGLT1 是肠道中的主要糖转运蛋白，基因突变造成的功能受损会导致葡萄糖和半乳糖的吸收不良，从而出现严重腹泻。这些研究结果表明，高选择性的 SGLT2 抑制剂应该不会有严重的副作用。

除了本身在肠胃道的吸收不好，根皮苷对于 SGLT 的两种亚型的抑制的选择性也不够好。[5] 于是，制药界全力寻找高吸收和高选择性 SGLT2 抑制剂的竞赛开始了。2002 年，勃林格殷格翰公司迅速组建了项目团队，进入了你追我赶的拥挤赛道。

药物化学：从 O–糖苷到 C–糖苷

根皮苷属于糖苷（Glycoside）类化合物，由 1 个葡萄糖基、2 个芳香环和 1 个烷基组成。

糖苷是糖分子与其他有机化合物脱水缩合而连成一体的一大类化合物，糖苷分子中非糖的部分称为苷元（aglycon）。苷元与糖基的连接有两种最常见的方式，一种是通过氧原子（Oxygen）连接，被称为“O–糖苷”；另一种是通过碳原子（Carbon）链接，被称为“C–糖苷”。这两类不同糖苷的空间构型十分相似，但它们的化学性质有较大差别。一般来说，O–糖苷类化合物相对比较容易合成，但 C–糖苷类化合物在稳定性方面，包括化学稳定性和生物代谢稳定性，一般都优于 O–糖苷类化合物。

因为天然的根皮苷是一种 O–糖苷，所以早期的 SGLT2 项目一般也侧重于 O–糖苷的优化，设法增强新化合物对 SGLT2 的抑制效力，提高对 SGLT1 的选择性，促进化合物在肠胃道的吸收等，有几家公司还将 O–糖苷类的 SGLT2 抑制剂的候选药物推进至临床研究，积累了宝贵的经验。

然而，许多O–糖苷类的SGLT2抑制剂都会被β–糖苷酶（一种专门降解O–糖苷类化合物的酶）降解，所以代谢稳定性不够好。为了提高SGLT2抑制剂的代谢稳定性，制药公司的注意力开始转向C–糖苷类的化合物。勃林格殷格翰的项目团队评估了O–糖苷类与C–糖苷类的优缺点之后，在项目的早期就决定专注于后者。

这种转型带来的第一个挑战是它们的合成方法。原先的合成线路都不能用了，必须设计完全不同的线路，还要采用各种新型的合成方法，所以直到2000年，C–糖苷类的SGLT2抑制剂才首次见诸报道。探索C–糖苷类SGLT 2抑制剂的另一个挑战，就是设法重新获得新型衍生物对靶点SGLT2转运蛋白的抑制效力。

虽然很难，需要大量的资源投入，但通过经典药物化学研究获得高抑制效力和高选择性的化合物多年来一直是各大药企最重要的核心能力之一，有不少经验性的规律可循。21世纪伊始，合成C–糖苷类化合物的技术难关突破之后，越来越多新型的C–糖苷类SGLT 2抑制剂被优化并最终推选为临床候选药物。

除了这些化学方面的挑战，糖尿病的治疗从胰腺回到肾脏，还面临着一个更大的未知因素：通过肾脏排尿降糖一定会给肾脏增加额外的负担，长此以往会不会造成肾功能的衰竭，就像糖尿病患者的胰脏功能衰竭一样？

我们知道，肾脏的主要功能是透析血液。每天，一个健康成年人的两个肾脏（每个约拳头大小）一共要过滤 120—150 升血液。全身循环的血液进入肾脏后，首先通过肾小球过滤。葡萄糖的分子量很小，会随着其他将被排泄的小分子一起进入过滤后的体液。为了不让这个重要的养分在尿液中丢失而造成浪费，功能健全的肾脏会通过 SGLT 重新捕获肾小管中被肾小球滤出的葡萄糖，而后将其重新转运至血液循环中去。

然而，肾脏的葡萄糖重吸收回路必须在血糖处于正常范围（180—200 毫克 / 升）时才能发挥最佳作用。在血糖升高（≥ 200 毫克 / 升）的糖尿病患者体内，该回路的运转出现了超载，不能被及时转运的葡萄糖就会通过肾小管进入尿液，尿糖的典型症状就出现了。

现在，我们用化学药品将这个十分重要的调节回路阻断，真的能改善糖尿病患者的健康状况吗？ 2008 年，勃林格殷格翰的临床团队带着这个问题，开始了恩格列净的临床试验。

零的突破：从糖尿病到心衰

在一开始的一期临床研究中，健康志愿者服用单剂量恩格列净后，其肾脏对葡萄糖重吸收被抑制达 60%，受试者每天从尿液里排出的葡萄糖高达 90 克（不服药基本是零！）。

我们知道，在健康的成年人中，每天肾脏可以过滤 160—180 克的葡萄糖，过滤负荷约为 125 毫克 / 分钟。在 SGLT2 抑制剂研发的早期，许多专家对它引起的糖尿表示担忧，因为 2 型糖尿病患者的肾功能本来已经不健全了，现在让它增加负担，会不会加速它的衰竭？

在随即开始的二期临床研究中，非但服用恩格列净的 2 型糖尿病患者没有出现肾脏问题，研究结果甚至显示恩格列净对肾功能可能存在有益作用，因为与服用安慰剂的受试者相比，服用恩格列净受试者的尿液中白蛋白与肌酐（creatinine，肌肉的代谢产物，主要由肾小球滤过排出体外）的比例没有升高，而是降低了。

分析数据还显示，尿葡萄糖排出有一定剂量依赖性，同时还有一个上限，并不能完全阻断肾脏对葡萄糖重吸收。一方面，因为恩格列净对 SGLT2 的抑制并不完全；另一方面，因为恩格列净是对 SGLT2 选择性的抑制剂，超过 SGLT1 约 2 700 倍，所以 SGLT1 这个转运回路并没有受到影响。这至少可以部分解释为什么每天排出这么多糖，受试者身上却很少出现低血糖这个糖尿病治疗中常见的副作用。

恩格列净的临床药效学研究包括持续 24 周的单药疗法和联合疗法。[6] 作为单药疗法时，在糖化血红蛋白基线平均值为 7.88% 的 2 型糖尿病患者中，每天口服 10 毫克可降低糖化血红蛋白 0.66%，每天口服 25 毫克可降低 0.78%，相比安慰剂（增加 0.08%），效果十分显著。恩格列净这一类药物的降糖作用不依赖胰岛 β 细胞功能及胰岛素敏感性，所以与传统的糖尿病药物有很好的机制互补作用，并表现在多项联合用药的临床试验结果之中，被专家们一致看好。

除了降低血糖，恩格列净还表现出对许多合并的心血管疾病危险因素具有有利影响，[6] 包括适度降低体重：在基线体重平均值为 78.4 千克、平均血压（收缩压）为 131.4 毫米汞柱、既往未接受降糖药物治疗的 2 型糖尿病患者中，每天 10 毫克、连续 24 周恩格列净治疗可减重 2.26 千克，相较于安慰剂的 0.33 千克，这至少部分是因为能量损失（尿糖）；显著降低血压：每天 10 毫克，24 周可降低收缩压 2.9 毫米汞柱，相较于安慰剂的 0.3 毫米汞柱，可能部分源于渗透性利尿和排钠（已知的降压途径）。

其中最引人瞩目的就是本章开头提到的勃林格殷格翰 2015 年在第 51 届欧洲糖尿病研究协会年会上公布的代号为 EMPA-REG OUTCOME 的临床试验的结果。这是一项在 42 个国家进行的随机、双盲、安慰剂对照试验，有 7 000 多名 2 型糖尿病成年患者参与，中位观察时间为 3.1 年。研究结果显示，在标准治疗基础上加用恩格列净，与加用安慰剂组相比，恩格列净治疗组主要终点事件 3P-MACE（心血管死亡、非致死性卒中及非致死性心梗的复合终点）风险下降 14%，心血管死亡风险下降 38%，因心力衰竭住院风险下降 35%，全因死亡风险下降 32%。[7]

凭借令人信服的临床数据，恩格列净成为第一个被 FDA 认可，将“降低糖尿病患者心血管死亡风险”写入说明书的降糖药，实现了零的突破。

近日，恩格列净在一项代号为 EMPEROR-Preserved 的三期临床试验中达到其研究的主要终点，成为首个能让射血分数保留的心力衰竭（HFpEF）患者有明确获益的药物。结合此前2020年公布的代号为EMPEROR-Reduced的研究结果，恩格列净成为目前唯一能改善全射血分数慢性心力衰竭患者预后的药物。这是心衰药物研发史上的里程碑事件，填补了“心血管领域最大的单一未满足临床需求”。[8]

患者至上："恩格列净之父"

糖尿病被公认是21世纪全球面临的最严重、最危急的健康问题之一。

糖尿病患病人数逐年增加。据国际糖尿病联盟（IDF）统计，2017年中国糖尿病患病人数达到1.14亿，至2040年，这一数字则可能增至1.51亿。心血管疾病是与糖尿病相关联的主要并发症和死亡原因。糖尿病患者发生心血管疾病的概率是非糖尿病患者的2—4倍。更有数据表明，近一半的中国糖尿病患者死于心血管疾病，心血管疾病是糖尿病患者死亡的首要原因。

2014年，恩格列净同时获得欧盟（EMA）和美国（FDA）批准上市，开启了2型糖尿病治疗的新时代；2017年，恩格列净（商品名：欧唐静）在中国获批，2019年进入国家医保药品目录，给中国的2型糖尿病患者带来了新的希望。

对此，勃林格殷格翰公司SGLT2抑制剂项目领导人、被誉为"恩格列净之父"的德国药理学家迈克尔·马克

（Michael Mark）博士高兴地表示："对于医生来说，手头上多一种安全有效的药物是很重要的，这种药物既可以作为单一疗法，也可以与其他抗糖尿病药物联合使用。恩格列净不仅能控制血糖，而且也能减少和控制 2 型糖尿病带来的破坏性后果，例如心血管疾病；同时，恩格列净还能改善慢性心力衰竭患者的预后，让患者可以与家人一起长时间享受高质量的生活。"

马克博士还特别强调：恩格列净的开发是勇于创新与均衡的风险承担相结合的成功案例。我们必须用远超 10 亿欧元的风险投资来完成这种新型疗法的整体临床前和临床研究，这样才能让尽可能多的患者获益。因此，创新药领域需要社会各方和政府机构的全力支持，以保证未来持续不断的进步。

2021 年 6 月初稿于北京

2021 年 9 月定稿于新泽西

注 释

[1] 改名是为了区别于另外一种"无甜味的尿频症"（Diabetes

insipidus)，中文所对应的疾病叫“尿崩症”，是一种完全不同的疾病。

[2] Wilson T. *Principles and Practice of Physic*. (ed 3). Lea and Blanchard, Philadelphia, PA1847: 866–877.

[3] Viktor Jörgens, “The roots of SGLT inhibition: Laurent-Guillaume de Koninck, Jean Servais Stas and Freiherr Josef von Mering”, *Acta Diabetologica*, **2019**, *56*, 29–31. 洛朗·德科宁克出生于鲁汶，该市当时隶属法兰西帝国，现属比利时。

[4] Rossetti L, Smith D, Shulman G I, et al. “Correction of hyperglycemia with phlorizin normalizes tissue sensitivity to insulin in diabetic rats”, *The Journal of Clinical Investigation*, **1987**, *79(5)*, 1510–1515.

[5] 根皮苷对于SGLT的两种亚型的抑制活性分别为：SGLT1，Ki=151 nM；SGLT2，Ki=18.6 nM。

[6] Shubrook J. H, Bokaie B. B, Adkins S. E, “Empagliflozin in the treatment of type 2 diabetes: Evidence to date. Drug Design, Development and Therapy”, *The Journal of Clinical Investigation*, **2015**, *9*, 5793–5803.

[7] Zinman B, Wanner C, Lachin J M, et al. “Empagliflozin, cardiovascular outcomes, and mortality in type 2 diabetes”, *New England Journal of Medicine*, **2015**, *373(22)*, 2117–2128.

[8] https://www.boehringer-ingelheim.com/press-release/emperor-preserved-heart-failure-toplineresults.

第八章

兰瑞肽：抑制生长激素的激素

肢端肥大症是一种生长激素分泌过多引起的慢性病，通常伴有心血管疾病、代谢疾病和肌肉骨骼疾病。因为对于健康至关重要，所以生长激素的分泌是通过复杂的反馈回路来严格调节的，其平衡物质就是被称为“生长抑素”的肽激素，可以抑制生长激素的分泌。在获得诺贝尔奖的自动化多肽合成技术出现之后，系统筛选生长抑素的衍生物成为可能，兰瑞肽作为长效生长抑素的类似物被成功开发，适合每周甚至每两周注射一次，是新型肢端肥大症治疗药物。在临床试验成功证明疗效和安全性后，该药物通过缓释新剂型和即用型注射装置得到进一步改进，现在可以做到每月注射一次，甚至每两个月注射一次。

Acromegaly is a chronicle disease caused by over production of growth hormones. It is usually accompanied by cardiovascular diseases, metabolic diseases and muscle skeletal diseases. As essential as it is, growth hormone is tightly regulated through complicated feedback loops, and peptide hormone somatostatin is known as the counter-balance, which inhibits growth hormone secretion. After Nobel Prize winning technology of automated peptide synthesis, systematic screening of somatostatin derivatives became practical. Lanreotide was then selected as a long-acting somatostatin analog suitable to weekly, or even biweekly injection for Acromegaly treatment. After successfully demonstrated efficacy and safety in clinical trials, the drug has been further improved through slow releasing new formulation and ready-use injection device. The dose regiment is now once a month, or even up to once in two months.

大卫挑战歌利亚：故事新编

三千多年前，在古代以色列王国的谢弗拉山谷里，以色列军团与其宿敌非利士军团的对峙已经持续两周了。

在巴勒斯坦东部地区有一条山脉，古城耶路撒冷、伯利恒和希伯伦都建在这条山脉上。谢弗拉山谷从东向西延伸，给以色列人提供了一条从山上下来的通路，可以到达地中海沿岸的平原，也就是现今的特拉维夫及周边地区。然而，擅长航海的非利士人从克里特岛也来到了这片沿海的平原地区，他们站稳脚跟之后，又试图占领伯利恒周边的高原地区，将以色列王国拦腰切断。

谢弗拉山谷是他们上山的必经之路。

这一次，以色列军团严阵以待，在伊拉山口北面的高地上修筑战壕，准备抗击入侵者；面对按兵不动的以色列军团，非利士军团也不敢贸然进入谷底的开阔地，便在山口南面的高地上安营扎寨，形成对峙，再寻时机。

两周之后，为了打破僵局，非利士人派出了一名身材高大的勇士，在助手的引领下来到了谷地的中央，向以色列军团喊话："让你们最厉害的勇士下来，就我们两个，决一雌雄！"这是古代战争中解决争端而又不引起大规模流血冲突的一种传统方式，也就是中国人说的"单挑"。

站在谷地中央的这位非利士勇士名叫歌利亚，他身材魁梧，据记载身高 6.9 英尺（超过 2 米），从头到脚穿着闪闪发亮的青铜盔甲，带着佩剑、标枪和长矛。对面战壕里的以色列士兵被这个威风凛凛的巨人给镇住了，感觉与歌利亚决斗毫无取胜的希望，无疑是白白送死，所以没有一个战士敢应战。

正当督战的以色列国王不知所措的时候，年轻的牧羊人大卫走到他的面前，非常自信地请战："我可以战胜他。"国王看着瘦小的牧羊人，认为他疯了，但大卫坚定地说："多年来我一直保护着羊群免受狮子和豺狼的攻击，我也有能力战胜他。"

国王别无选择，但又不忍心看着这个孩子受到伤害，就要把自己的盔甲赠给大卫："好吧。但是你必须穿上这套盔甲，不能就这样去。"

大卫婉拒了国王的盔甲，说他从来没有穿过盔甲，不习惯。然后，大卫就地挑选了几块拳头大小的石头放入身后的挎包，非常自信地走下山坡，与巨人歌利亚决斗去了……

这是大卫与歌利亚的故事的开头，在希伯来圣经、基督教旧约和伊斯兰教古兰经中都有记载，结局就不再复述了。几千年来，这个故事一直被当作“以弱胜强、以小胜大”的经典，一代又一代地传颂着。

但在二战之后，医学界对这场决斗的实力对比提出了质疑。1960 年发表在《印第安纳医学期刊》上的论文推测，歌利亚很有可能是一种罕见病的患者，而大卫的胜利应该是意料之中的。2013 年，美国畅销书作家马尔科姆·格拉德威尔（Malcolm Gladwell）出版了新作《大卫与歌利亚：弱势方、不入流和战胜巨人的艺术》，从一个全新的视角诠释了这个古老的故事。他在深入了解了这段历史，以及现代医学对肢端肥大症和巨人症的描述之后，认定在这场战斗中大卫才是强者，而歌利亚反而是弱势的一方。

肢端肥大症：生长激素惹的祸

为什么巨人歌利亚反而是弱势的一方呢？因为有许多迹象表明，歌利亚很可能是一名肢端肥大或巨人症患者。这种罕见病是一种严重的慢性内分泌疾病，由生长激素分泌过量而引起。如果发病时间在人体骨骼生长板（growth plates）关闭之前，患者的身材就会长期不断地增高，在医学界又被称为“巨人症”（gigantism）；如果发病时间在生长板关闭之后，那么最明显症状的通常是面容和身体的异常，比如鼻大唇厚、手足肥大、额头突出、牙齿稀疏等，医学界称其为“肢端肥大症”（Acromegaly）。这是同一种疾病的两种不同表现形式。

1886 年，法国医生皮埃尔·马利（Pierre Marie）和德·索扎-莱特（de Souza-Leite）正式提出肢端肥大症这一术语，他们的描述为“一种以手、脚和面部肥大为特点的病症”；1887 年，立陶宛医生奥斯卡·闵考斯基（Oscar Minkowski）发现，在肢端肥大症患者的尸检结果中均发现垂体（Pituitary Gland）增大；后来，在1894年，坦布利尼（Tamburini）确认了垂体腺瘤的存在。

目前，肢端肥大症在每百万人中每年的新发病例大约3—4例，患病率为每百万人口中40—125例，男女患病率相近。在绝大多数情况下，它是由良性的垂体腺瘤引起的。肢端肥大症可能出现多种临床症状，通常以畸形的骨骼和软组织生长的隐匿性进展，典型的症状除了上述的肢端肥大外，还伴有严重的出汗、头痛、皮肤变厚、声音低沉和视力问题，某些严重的患者会丧失视野，这是因为随着垂体腺瘤的增长，会压迫视神经，严重损伤视力和视野。因为患者的相貌会发生较大的变化，民间有不少人把它称为“丑病”。

现代医学界猜测歌利亚患有巨人症/肢端肥大症，就是因为史书里对他的行为的描述有多处与这些症状相符合。比如，他行动缓慢，在卫兵引领和护送下才走到山谷的底部；大卫上前应战时，歌利亚很显然也看不清他的对手，必须把大卫招呼到跟前才能交战，他的视力和视野肯定也是有问题的，等等。

长期生长激素过量还会伴随多种严重的并发症，比如心血管病（包括左心室肥厚、心肌纤维化、高血压等），糖脂代谢相关疾病（例如 2 型糖尿病、血脂紊乱），呼吸系统疾病（例如睡眠呼吸暂停综合征），骨和骨关节系统疾病（例如关节软骨增厚、骨关节病、椎体骨折），严重影响患者的寿命和生活质量。有记录以来世界上最高的人叫罗伯特·瓦德洛（Robert Wadlow），他就是一名巨人症 / 肢端肥大症的患者，身高超过 2.7 米，去世时年仅 24 岁。

生长激素与生长抑素：阴阳调和

绝大多数人肯定都听说过生长激素（Growth Hormone，简称 GH），这是一种由 191 个氨基酸组成的多肽类激素。关注体育运动的人一定还知道，生长激素是被国际奥委会禁止使用的体能增强药物（Performance Enhancing Drugs），奥委会对其有非常严格的检测方法和规定。

虽然听上去名声不太好，但其实生长激素是人体必需的基础激素之一，对人体的生长有着非常重要的作用，尤其在生长旺盛的婴幼儿阶段，多了或者少了都会对身体发育产生严重的影响。前面我们讲了，如果生长激素分泌过多，就会出现巨人症或肢端肥大症；如果分泌太少呢，那就是“侏儒症”了，所以生长激素的分泌必须是精准调控的。

首先，当然是由合成、储存和分泌生长激素的腺体本身来进行调控。这个腺体在哪里呢？它挂在大脑的下面，叫作“脑下垂体”（简称垂体），是人体内最复杂的内分泌腺体。它决定了生长激素在什么时间分泌，分泌多少。如果分泌生长激素的细胞发生异常增殖，就会造成生长激素的过度分泌，导致巨人症或肢端肥大症。

既然生长激素的正常分泌如此重要，那么可想而知，我们的身体里应该还有其他调节因素。这就是本章要介绍的主角：生长抑素（somatostatin），它是抑制激素释放的激素，其主要功能就是抑制包括生长激素在内的各种激素的分泌，与生长激素释放激素一起调节生长激素的分泌。

与生长激素一样，生长抑素也是多肽类激素，它主要作用于神经和消化系统。在神经系统里，生长抑素通过神经末梢释放到垂体中，对生长激素及其释放起到负反馈作用，从而降低生长激素的分泌；在消化系统里，它能抑制胰岛素和胰高血糖素的分泌，还可以局部起作用，以减少胃肠蠕动并抑制胃肠道激素的分泌，所以生长抑素受体的几个亚型都曾经是2型糖尿病药物研发的热门靶点。

如果我们把生长激素看作“阳”，那么生长抑素就是与之相对的“阴”，只有阴阳调和之时，内分泌才是平衡的，从物种起源的一开始就已经如此了。

神经内分泌学：大脑与激素

生长抑素的发现伴随着一门新型学科的创立：神经内分泌学。

神经内分泌学是生理学的一个分支，专门研究神经系统和内分泌系统之间的相互作用，也就是大脑如何调节体内激素的分泌与平衡，从而维持人体的正常生理过程。英国牛津大学解剖学教授杰弗里·哈里斯（Geoffrey Harris）的研究结果首先阐明了哺乳动物垂体腺的激素分泌受到脑神经分泌的激素调节，而垂体分泌的激素则是直接从下丘脑（大脑的一个特殊部位）神经元的末梢分泌到体循环中的。因为这一发现，他被学术界誉为“神经内分泌学之父”。

从那之后，越来越多的科学家试图在中枢神经系统里发现更多的调控因子。1968 年，科学家又发现了甲状腺素的调控因子，或者叫甲状腺素释放因子（Thyrotropin-releasing Factor）。这也是一个多肽类激素，使下丘脑释放因子存在的假设成为科学事实。随后，美国南加州沙克生物研究所的罗杰·吉耶曼（Roger Guillemin）和美国图兰大学的安德鲁·W. 沙利（Andrew W. Schally）用当时最灵敏的放射免疫学测试方法在实验中发现，绵羊和猪的下丘脑提取液都可以抑制大鼠垂体腺细胞的生长激素分泌。通过仔细的分离和纯化，他们在下丘脑中找到了一个新的多肽类激素，并且搞清楚了这个激素的化学结构。

1973 年 1 月，这项研究成果首次在《科学》杂志上发表的时候，吉耶曼教授把这个新的激素命名为“生长抑素”（somatostatin）。1977 年，吉耶曼和沙利因对理解“大脑肽激素产生”的贡献而双双获得了诺贝尔生理学或医学奖。

吉耶曼教授指出：“如果生长抑素在人体中也有效，那么它可能具有临床意义，尤其是它在肢端肥大症的治疗和青少年糖尿病的治疗中的临床意义，就不会被我们忽略。”他自己就率先开始了生长抑素在治疗肢端肥大症方面的基础研究工作，而引领其临床研究的先驱则是一位美籍华人医生阎守之（Samuel S. C. Yen）。

阎守之 1927 年出生于中国北京的一个医生家庭。卢沟桥事变后，日军占领北京，他离开北京徒步西行，辗转数周后进入四川，以医学预科生的身份进入了当时西迁的齐鲁大学。随着抗战的升级，他在中央政府的号召下，加入了中国航空公司，经训练后成为 C-47 运输机的副驾驶，往返于驼峰航线，协助飞虎队支援抗日前线，为抗日做出了重要贡献。

1949 年之后，阎守之先是在香港大学医学院完成了学业，随后前往美国，在约翰斯·霍普金斯医院实习。1960 年，阎守之成为妇产科医生，先后在关岛纪念医院、哈佛医学院、凯斯西储大学和克利夫兰大学医院等多所医院实习和任职。1970 年阎医生加入加州大学圣地亚哥分校，担任生殖医学系主任。阎医生毕生专注于生殖内分泌学研究，发现和阐明了诸如更年期的时间、不孕的原因和青春期延迟，以及女性荷尔蒙与血压和糖尿病的相互作用等多种医学问题，在内分泌学领域享有国际盛誉。20 世纪 70 年代初期，阎守之医生与吉耶曼教授合作，用吉耶曼教授实验室里人工合成的生长抑素对肢端肥大症患者开始了小规模的临床试验，显示了人工合成的生长抑素在降低肢端肥大症患者血浆中的生长激素水平方面具有很高的活性。

生长抑素类似物：实用多肽合成

在吉耶曼教授和阎守之医生对生长抑素的开创性临床研究的基础上，不少药企开始了实用性的药物开发，取得了突破性的进展。

前文我们提到，生长抑素是一个多肽类激素，它是通过对一个前体蛋白的特异性切割而产生的，有两种活性形式：一种由 14 个氨基酸组成，另一种由 28 个氨基酸组成。跟绝大多数多肽类激素一样，生长抑素在人体血液里的半衰期很短，只有 2—3 分钟。作为正常的内分泌调节，这是很重要的。但作为治疗药物，它就无法维持疗效，在很大程度上限制了临床上的直接应用。

因此，吉耶曼教授的实验室在一开始就着手人工合成，并且与阎守之医生合作完成了人工合成生长抑素的临床概念验证。所以，通过人工合成优化生长抑素的成药性（“成为药物的可能性”）马上就成了热门。说来也巧，在 20 世纪 60 年代末，多肽的人工合成正好也出现了一项颠覆性的新技术——固相合成法，使得系统性修饰和优化多肽类激素成为可能。

这个方法最初是由美国洛克菲勒大学的教授罗伯特·布鲁斯·梅里菲尔德（Robert Bruce Merrifield）在20世纪60年代开发成功的，当时的目的是合成另一个非常重要的多肽分子——胰岛素。固相合成法的建立彻底改变了多肽的人工合成，梅里菲尔德因此在1984年获得了诺贝尔化学奖。

固相合成法非常适合用于重复结构单元的链状分子，比如多肽链、脱氧核糖核酸链等生物大分子。与化学实验室中常规的液相合成法相比，新方法有很多优势，其中最主要的优势是高效率和高通量，大大简化了合成的操作，为自动化和智能化奠定了基础。合成生物学实验室里现在常见的自动多肽合成仪、自动DNA合成仪等都是建立在固相合成法基础之上的。

可想而知，有了这种高效和快捷的多肽合成方法，对生长抑素进行系统性的修饰和优化才进入了实用阶段，生长抑素类似物的开发才取得了突破，其中有代表性的产品就是法国药企益普生（IPSEN）开发成功的兰瑞肽长效制剂，于

1995 年首先在法国上市的注射用醋酸兰瑞肽（索马杜林®PR，Somatuline® PR），及其迭代产品醋酸兰瑞肽缓释注射液（预充式），即索马杜林®ATG（Somatuline®autogel）。

肢端肥大症治疗：兰瑞肽及其新型长效制剂

兰瑞肽是天然生长抑素的类似物，由环状的八肽（含有 8 个氨基酸残基）构成。最初上市的兰瑞肽是以聚合物微球为基础的长效剂型，注射用醋酸兰瑞肽（索马杜林®PR），采用了无菌冻干的制剂方法，每 7 天、10 天或 14 天肌肉注射一次，用于肢端肥大症治疗。

在治疗肢端肥大症的临床试验中，微球缓释的兰瑞肽表现出了良好的患者耐受性，实现了生长激素的快速降低，并伴随着明显的症状和形态学改善。在英国完成的一项长期、多中心临床研究的结果显示，接受兰瑞肽治疗显著降低了生长激素的水平，有效缓解了症状并明显改善了左心室肥大。左心室肥大是肢端肥大症的一种并发症，这种并发症使患者的死亡率比普通人群增加了 2—3 倍。

微球剂型有其固有的缺点，比如注射前需要复溶，制造过程中所使用的有机溶剂往往具有毒性，有潜在的突释效应，在聚合物降解过程中产生酸性代谢物，并可能发生肽的降解等。此外，微球剂型大多需要肌肉注射，且注射量大，可能限制一次注射的药物量，从而限制药物暴露。为了更好地服务患者，进一步提高患者依从性和增强治疗效果，同时也为了消除在微球制剂的生产过程中所使用的有机溶剂对环境的影响，益普生开发了新一代预充式的水凝胶剂型（国外大多数国家称为 autogel®，美国称为 depot），即预充式醋酸兰瑞肽缓释注射液（索马杜林 ®ATG），于 2001 年首先在英国获批并成功投放市场，获得了医生与患者的充分肯定。

醋酸兰瑞肽缓释注射液（预充式）为水溶性兰瑞肽，采用先进的纳米技术制剂，工艺独特，柔性纳米管形成的液晶状凝胶溶液，是首个基于自组装纳米管技术的生长抑素类似物的缓释制剂。纳米药物具有独特的优势，即改善药物疗效，可延长给药间隔，降低给药频率，同时提供最大的药理学效应和最小的系统副作用，从而带来更好的临床治疗效果和治疗依从性。正是基于这种先进的纳米技术，多项临床试验已证实醋酸兰瑞肽缓释注射液（预充式）可快速起效，120 毫克平均达峰时间 1.1 天；持久释放，给药间隔可从 28 天最长延长至 56 天，提高了患者的生活质量。

IPSEN 717 研究显示，首次注射 4 周后，即有 63% 的患者生长激素水平降低 50% 以上。PRIMARYS 研究显示，将醋酸兰瑞肽缓释注射液（预充式）120 毫克用于未经治疗的垂体大腺瘤肢端肥大症患者后，第 48 周，有 62.9% 的患者瘤体缩小至少 20%。而且，患者的症状、体征和生活质量均得到持续的改善。而 LEAD 研究则显示，绝大多数达到生化控制的患者在持续维持生化达标的前提下，可延长给药间隔至 6 周或 8 周，从而使患者由原本每年 13 次注射减少至 7—9 次注射。

此外，“即用”的预充式给药系统还大大简化了注射过程，且无堵针风险，全剂量给药对患者依从性和进一步提升治疗结局具有明显的优势。在项目团队的不懈努力下，产品经过了几次迭代升级。现在的注射装置非常方便实用，注射体积小，患者局部的不良反应也大为减少。有些国家的监管机构已经批准让患者自己在臀部深部皮下注射，患者再也不需要到医院去排队了。

2020 年 9 月，醋酸兰瑞肽缓释注射液（预充式）被纳入《肢端肥大症诊治中国专家共识》；2020 年 12 月，醋酸兰瑞肽缓释注射液（预充式）又通过谈判被纳入了新版国家医保药品目录，大大提高了中国患者的用药可及性。同年，醋酸兰瑞肽缓释注射液（预充式）荣获第十三届健康中国论坛·健康中国十大创新药物的荣誉称号。

为了科普疾病知识，世界垂体组织联盟将每年10月设为垂体月，11月1日设为“国际肢端肥大症日”，呼吁各界关注和支持肢大群体，减少其误诊、漏诊。虽然这是一种十分罕见的疾病，但是，如果你发现自己视力下降，手指变粗，鞋码加大，千万别掉以轻心，很可能就是这种“丑病”在作祟。

2021年2月初稿于新泽西

2021年4月定稿于新泽西

特别感谢北京协和医院幸兵教授对本章的审阅和指正

第九章

真实世界里的『十香软筋散』及其解药舒更葡糖钠

天然存在的肌肉松弛剂，如箭毒，被南美洲土著人用于狩猎，这已经有悠久的历史。这些天然的肌肉松弛剂并不是真正的毒药，它们进入血流后，通过阻断神经元和肌肉之间的信号转导而使猎物瘫痪。现代医学发现了这类化学物质在医院急救和全身麻醉手术中的新应用方式，以方便手术并避免对器官组织和肌肉纤维造成不必要的损害。然而，由于其残留效应，肌肉松弛剂的广泛应用引发了一些不良反应，有时会成为严重的问题。一些传统的方法已被用来解决这个问题，但效果有限。基于创造性的“横向思维”，研发团队引进了“用人工受体捕获药物”的新概念。由环糊精衍生的创新性肌肉松弛逆转药物舒更葡糖钠以其显著的快速作用、高效和广泛的安全特性彻底改变了该领域。

Natural occurring muscle relaxants, such as curare, were used as “arrow poison” in hunting by South American natives with a long history. They are not true poisons, but rather venoms that block the signal transduction between neurons and muscles upon entering blood stream, thus paralyzes the hunted. Modern medicine found new applications of this class of chemicals in hospital emergency procedures and surgeries under general anesthesia to facilitate operations and avoid unnecessary damages to organ tissues and muscle fibers. Wide applications of muscle relaxants, however, caused new, and sometimes very severe problems because of their residual effects. Some traditional methods have been used to solve this problem with limited success. “Out of the box lateral thinking” led to a new approach based upon the concept of “capturing drugs with artificial receptors”. The cyclodextrin derived innovative muscle relaxant reversal drug Sugammadex revolutionized the field with its remarkably fast-acting and highly efficacious, and wide safety profile.

喜欢金庸的读者一定知道，“十香软筋散”是武侠小说《倚天屠龙记》中蒙古郡主赵敏对中原武士使用过的一种毒药，十分厉害。被下毒之后的各门派武林高手浑身筋骨瘫软，无法聚集内力，只有服用赵敏的独家解药方能恢复武功。赵敏指挥其麾下的武士，将这些失去内力的高手囚禁于高塔之中，让他们演示中原武功，逐一寻找解破之法，用心十分险恶。

大侠张无忌率明教高手前来营救各路群豪。他为了拿到十香软筋散的解药，与赵敏斗智斗勇。这段故事情节跌宕起伏，是《倚天屠龙记》中最精彩的部分之一。

虽然“十香软筋散”是金庸虚构出来的一种毒药，但是在现代医药学里，还真有这样一类药物，它们的作用就是阻断神经对身体横纹肌的控制，结果也会使人瘫软，无法动弹，因而是名副其实的现代医药版“十香软筋散”，它的药学名称叫“肌松剂”。

你听了也许不禁会问：现代医药学开发肌松剂，难道也是用来做“倒也、倒也”的蒙汗药，干杀人越货的勾当吗？当然不是。

下面就来讲讲现代医药版“十香软筋散”肌松剂及其解药舒更葡糖钠［sugammadex sodium，商品名“布瑞亭”（Bridion）］的故事。

美洲丛林里的神秘箭毒

考古学研究显示，早在冷兵器时代，我们的祖先就学会了在兵器上涂抹毒药。各种兵器的尖锐之处，如箭头、矛尖或刀锋等，都可以涂抹，以增加杀伤力。当时已经发现的各种毒药差不多都被用在了战争中，我们可以将其视为化学武器的雏形，因为致敌死亡的不再是刀枪的硬伤，而是进入牺牲者体内的化学物质。随着人类社会的进步，化学武器的使用已被全面禁止。截至 2021 年 3 月，已有 193 个国家签署了《禁止化学武器公约》，超过 98% 的化学武器库存已经被销毁，将化学物质用于战争的历史应该结束了。

虽然在历史上毒药被用于战争，但它们很少被用于狩猎。按理说，将毒药涂抹在弓箭或标枪头上，也可以增加杀伤力，从而提高捕获猎物的成功率。但是，大家想过没有，被猎杀的动物是供大家食用的，被毒死的猎物你敢吃吗？如果捕获的猎物不能食用，狩猎就完全失去了意义。由此可见，用于狩猎的毒药必须与用于杀敌的毒药有一个非常本质的区别，即用于狩猎的毒药绝对不能影响猎物的可食性。这就对狩猎毒药的选用设置了非常苛刻的限制条件。许多毒药能轻易毒死猎物，但这些猎物即使经过烧烤，也还是不能食用的。

在大航海时期，重新发现了美洲大陆的欧洲探险家们在中南美洲的丛林部落中发现，当地的猎手在狩猎时会将一种神秘的毒药涂抹在箭头上。猎物被这种箭矢射中后，很快就会倒地死亡。更重要的是，这样捕获的猎物不需要特殊处理就可以直接食用，对人来说并没有毒性。因为毒药是涂抹在箭头上的，所以欧洲探险家把这种神秘的有毒物质称为“箭毒”（arrow poison）。但令他们不解的是：能让猎物中毒身亡的剧烈毒药为啥不会伤害到食用这些猎物的原住民呢？这引起了探险家们的强烈兴趣，他们开始用心研究箭毒的性质。

然而，当地猎手们使用的神秘箭毒并不容易获得。因为将它用于狩猎效果很好，许多部落便都将它视为财富的象征，制作过程秘不外传，从而形成垄断，由此箭毒变得更加神秘。欧洲人关于箭毒（curare）[1] 最早的文字描述出现在 1596 年，但直到 1780 年才有了最初步的研究结果，并在

1832 年描述了箭毒马钱子的提炼过程。

早期的一些关于箭毒的实验结果显示，在猎物中了箭毒之后，如果人工维持其呼吸，中毒的动物不但不会死去，还可以完全康复。1825 年，英国自然学家查尔斯·沃特顿（Charles Waterton）描述了一项可重复的经典实验，他通过气管切开术和风箱实施人工呼吸，成功挽救了一头中了箭毒的母驴。沃特顿还将他在南美洲获得的少量箭毒植物带回了欧洲，经植物学家鉴定，这是马钱子属的一种，并被命名为“毒马钱子”（Strychnos toxifera）。

现在我们知道，有毒物质可以分成两大类：一类是人吃了之后就会中毒的，英文叫 poison，绝大多数是无机物，比如砒霜；另一类人吃了并不会中毒，只有进入血液之后才会中毒，英文叫 venom，绝大多数是有机物，比如蛇毒。

你应该已经猜到了：箭毒其实是一种 venom，而不是 poison，所以中了箭毒后死亡的猎物是可以食用的。生长在中国南方和东南亚各国的“见血封喉”树也是桑科箭毒木的一种，它的毒液必须“见血”才会“封喉”。

至关重要的神经肌肉接头

箭毒是从某种南美植物中提取的粗提物，可以说是真实世界里的“十香软筋散”。在后来的研究中，科学家发现，中了箭毒的猎物肌肉不再听使唤，很快就会瘫软倒地。而猎物之所以死亡，也是因为它们的呼吸肌停止了工作，肺部无法获得新鲜空气，窒息而死。

那么，箭毒是如何使肌肉“不听使唤”的呢？为了搞清楚这个问题，科学家做了长期的研究，不但搞清楚了箭毒的作用机理，而且阐明了我们的大脑和中枢神经系统是如何控制肌肉活动的。

人的身上一共有 600 多块肌肉，其中一些肌肉可以帮助你移动、抬腿伸臂或静坐，另一些可以帮助你消化食物、呼吸或看东西。肌肉可以分成三种不同的类型：骨骼肌（skeletal muscle）、心肌（cardiac muscle）和平滑肌（smooth muscle）。骨骼肌也叫横纹肌，是肌肉骨骼系统的一部分，它们通过肌腱附着在全身的骨骼上，支撑你的身体重量并帮助你移动。骨骼肌的收缩是受大脑控制的。心肌是组成心脏的肌肉，通过稳定的收缩保证全身的供血。与骨骼肌不同，心肌自主收缩，不受大脑控制。平滑肌是指很多脏器（比如肠、胃等）内部的肌肉，涉及生殖系统、泌尿系统和呼吸系统。这种类型的肌肉也是无须你考虑即可发挥作用的。

1857 年，法国生理学家克劳德·伯纳德发表的研究结果显示，箭毒的作用机制是干扰从运动神经到肌肉的信号传导，这种致命的干扰发生在神经末梢与肌肉的接头处。20 世纪初，英国药理学家亨利·戴尔（Henry Dale）爵士首次发现了在神经末梢和肌肉之间传递信号的化学物质——乙酰胆碱（acetylcholine），并仔细研究了它的功能。随后他和他的团队还从箭毒粗提物中分离出了筒箭毒碱（d-tubocurarine），确定了它的化学结构，并阐明了箭毒的作用机理就是干扰和阻遏神经与肌肉之间通过乙酰胆碱传递的信号。1936 年，戴尔爵士获得了诺贝尔生理学或医学奖。

当我们想到要去做某一个动作，比如向前跨一步时，大脑就会通过运动神经发出一系列被称为“动作电位”的电脉冲信号。与电子在导体中以光速传导的电信号不同，神经纤维传导的电脉冲信号是以离子极化/去极化的方式进行的，传导速度在每秒5—120米之间，比光速要慢很多。这些电脉冲信号传到神经纤维的末梢之后并不是直接刺激肌肉使其发生收缩，而是导致神经末梢与相关肌肉（跨步主要是运用腿部肌肉）连接处乙酰胆碱的释放。这些临时性的信号分子被称为“神经递质”（Neurotransmitter），戴尔爵士发现的乙酰胆碱就是一个非常重要的神经递质。被释放出来的乙酰胆碱通过自由扩散结合到肌肉纤维的特异性受体上并将其激活，由此引发肌肉收缩，完成向前跨步的动作。

箭毒进入血液之后，也会渗透到神经末梢与肌肉的接头处，通过竞争性和可逆性结合到乙酰胆碱的受体上，起到干扰和阻遏的作用，致使神经末梢释放出来的乙酰胆碱失去作用，不再引起肌肉的收缩。中毒的动物最终会因呼吸肌麻痹而窒息死亡。所以说，真实世界里的“十香软筋散”是致命的，并不是像武侠小说里那样，只是“废掉内力”。

1942年，委内瑞拉麻醉师帕斯夸·斯坎尼（Pascual Scannone）在对箭毒的肌肉麻痹作用进行了深入的研究之后，成功地用它为一名急救患者进行了肌松处理，大大方便了气管插管（tracheal intubation），成为第一个在临床上使用箭毒的医生。从那之后，箭毒及箭毒衍生物逐渐成为急救医疗和外科手术中广泛使用的肌松剂。

急救病房的生死时速

说起急救医疗，你的脑子里应该马上会出现影视作品中的画面：一辆急救车拉着警报呼啸而至，早已在急诊室门口严阵以待的医护人员拿着不同的医疗器械围上去。车门打开，一位急救人员手持吊瓶，用非常专业的医学术语言简意赅地介绍患者的情况；另一位急救人员一手握着插入患者咽喉的弯管，另一只手不停地捏放连着弯管的气囊做人工呼吸；卸下担架之后，众人一溜小跑将患者推进手术室……

人工呼吸是急救医疗中最常用的方法之一，而上面提到的“气管插管”则是人工呼吸的必要措施。尽管有些急救病人处于昏迷状态，神志不清，但是急救人员在气管插管操作时仍有可能引起患者相关肌肉群不自觉的强烈收缩反应，给医护人员的操作带来很大困难，有可能会延误急救。如果强行操作，则很可能会引起患者肌体组织与器官的严重损伤，对抢救、手术及康复也是非常不利的。

有了可供临床安全使用的肌松剂之后，情况就大为改观了。

前面提到，以箭毒为代表的肌松剂是通过拮抗神经递质乙酰胆碱的受体来干扰和阻断神经对肌肉传递信息的，它们的学名叫“乙酰胆碱受体拮抗剂”（acetylcholine receptor antagonist），在现代医学中亦被称为“神经肌肉阻断药物”（neuromuscular blocking drug，简称 NMB）。自 1942 年推出后，医药界在箭毒的基础上又成功地开发出了更多更好的神经肌肉阻断药物。

在临床使用中，神经肌肉阻滞药物可以辅助麻醉药物放松肌肉，消除不自觉的肌肉痉挛。首先，麻痹声带和其他颈部肌肉，使气管插管变得很容易；其次，通过麻痹呼吸肌来抑制自主呼吸，使骨骼肌松弛来放松手术区域。当然，患者的呼吸肌麻痹之后，必须给他提供辅助机械以维持足够的呼吸。另外，需要指出，神经肌肉阻滞药物不是麻醉剂，即使发生完全传导阻滞，患者也仍能感觉到疼痛；因此，它不能代替麻醉和 / 或镇痛药物。

神经肌肉阻滞药物的广泛使用，大大方便了医护人员，减轻了患者的伤痛，成了急救病房和手术室必不可少的药品之一。现代医学中的麻醉不再是单一的药物，而是由麻醉剂、镇痛剂和肌松剂组成的混合药物，称为“麻醉鸡尾酒”。麻醉师会根据手术的要求（比如时长）和患者的身体状况（比如体重）调节这几种不同药物的比例，以达到最佳麻醉效果，让手术能顺利进行。

除了上面提到的气管插管，还有很多其他医疗和手术操作也会引起无意识的肌肉痉挛。即使在麻醉药物的作用下，这种情况也会在手术台上出现，给动手术的外科医生造成多方面的困难。

近年来，自动化或是远程操作的机器人手术进入了实用阶段，对手术时患者的肌松处理提出了更高的要求。手术台上的患者被麻醉之后，机器人要对患者的体位做精准的扫描和定位，然后才能开始手术。如果这期间患者的身体出现了哪怕是很微小的肌肉活动，就必须重新定位，造成手术的延误。

肌松药物的广泛使用给外科手术与急救提供了许多便利，但也带来了新的问题，麻醉师几乎每天都需要面对。如果肌松药物在手术或急救之后不能及时从体内清除，残留的药物就会引起多种不良反应。比如说，在手术之后的恢复期内，有接近 60% 的患者会出现不同程度的“肌肉不听使唤”

（residual paralysis），“功力”不能完全恢复，延长了在手术恢复室滞留的时间，占用了紧缺的医疗资源。

如果这些仍旧“不听使唤”的肌肉包括呼吸肌这样的重要肌肉群，那么过早停止人工呼吸就会产生非常严重的后果，以至于大约 19% 的肌松药物使用者会发生危及生命的不良反应。

既然在临床上非常有用的“十香软筋散”存在严重的残留副作用，那么一定会有人去寻找和研制它的解药——现代医药学专有名词叫“神经肌肉阻断逆转剂”（NMB reversal agents）。

横向思维的“独门解药”

武侠小说里的“十香软筋散”废人武功，只有获得“独门解药”方能恢复功力；现代医药学版“十香软筋散”（神经肌肉阻断药物）更可以致人死亡，也需要特殊的解药来确保安全。

按照常规的思路，我们不难想象：神经肌肉阻滞药物将乙酰胆碱受体拮抗了，我们要寻找的解药就应该是能将乙酰胆碱的受体重新激活的激动剂。顺着这个思路继续往下想：激活乙酰胆碱受体可以用内在的激动剂乙酰胆碱本身，也可以用外来的激动剂，那就需要设计一个新的乙酰胆碱受体激动剂，完全是常规思路的新药研发了。

如果我们想通过提高乙酰胆碱本身的浓度来激活它的受体，有两种基本的方法，一是直接服用乙酰胆碱或者用某种方法增强乙酰胆碱的分泌，二是阻断它的降解，当然也可以双管齐下。因为乙酰胆碱的降解主要是由乙酰胆碱酯化酶来完成的，那么只要找到了安全有效的乙酰胆碱酯化酶的抑制剂（AChE inhibitors），应该就可以用来做“十香软筋散”的“解药”了！

于是，就有人按着这个思路研发解药。功夫不负有心人，经过科研人员的共同努力，多家药厂先后推出了一系列乙酰胆碱酯化酶的抑制剂，用于逆转肌松药物的残留作用，还有其他一些与乙酰胆碱有关的临床应用，甚至包括杀虫剂。

乙酰胆碱酯化酶的抑制剂有许多种，其中有可逆的，有不可逆的，甚至还有准不可逆（quasi-irreversible）的，可是无论用哪一种抑制方式增强乙酰胆碱在神经末梢与肌肉之间的空隙里的浓度，都不可避免地会有很多已知的、基于其作用机理的严重副作用。因为本来受到严格调控的神经递质被人为地提高了，所以神经对肌肉的控制也会出现异常，比如心律失常、血压升高等，大大限制了这些解药的使用，使效果不尽人意。在许多情况下，麻醉师会追加另一种药物去缓解这些逆转剂带来的副作用，操作和监控都变得复杂了。

是不是还有其他途径可以化解肌松药物的残留作用呢？现在我们换一个思路。

如果说提高乙酰胆碱的浓度，可以去跟残留的肌松药物竞争相关受体的结合部位，那么根据同样的道理，我们是不是也可以用有类似结合部位的外来“受体”去跟内在的乙酰胆碱受体竞争残留的拮抗剂呢？提出这个问题的是当年荷兰制药公司欧加侬（Organon）的项目负责人张明强博士。

真的能这样做的话，好处是显而易见的：残留的肌松剂（乙酰胆碱受体拮抗剂）被外来“受体”结合之后就会失去作用，然后再被自然清除。这样一来，乙酰胆碱受体就回到用药前的自然状态，而不是人为激活的非自然状态，在真正意义上起到了“解药”的作用。

可是，这能成吗？有哪一条已知的药物研发“规则”能用得上呢？

我们来看看最出名的“李平斯基5规则”（Lipinski's Rule of 5）吧，其中的一条规则是“小分子药物的分子量一般不超过500”。如果有一个药物能被称为“受体”，并且能在与真正受体的竞争中稳固结合肌松药物分子，那么这个药物的分子量一定会在500以上。其余的“5规则”，比如氢键的配体不超过5个、氢键的受体不超过5个等，也基本上都可以丢到窗外去了。

对墨守成规的人来说，没有了“规则”就没有了方向；

对勇于创新的人来说，没有了“规则”便没有了束缚，横向思维也不再是“离经叛道”，而是“另辟蹊径”，其成果就是被称为“革命性新药”的神经肌肉阻断逆转剂——舒更葡糖钠。

舒更葡糖钠是一类全新的药物，也被称为“择性松弛结合剂”。

好事多磨的新药研发

提出问题是解决问题的一半，但你千万别把那“另一半”想简单了，新药研发要遭遇的“沟沟坎坎”，你还是得一个一个地过。

项目团队首先遇到的问题就是起始模板的选择及其化学修饰的复杂性。

药物化学的成功立项都会有一个起始的分子模板，这些模板可以是一个类似靶点的上市药物、专利和学术文献中发表的新颖分子、筛选分子库找到的“苗头化合物”等等。但是，现在我们要研发的“解药”，既不是什么靶点的抑制剂，也不是激动剂或拮抗剂，而是一个能结合特定小分子的“受体”，所以，除了查阅学术文献，各种传统方法都不再适用了。

好在学术界一直有科学家在研究“包结型”的小分子络合物。我自己在复旦大学的毕业论文就是在章道道教授的指导下，研究“包结络合物”（inclusion complex）对化学反应动力学的影响，研究的对象就是天然产物“环糊精”（cyclodextrin）。[2]

喜欢做面食的读者也许听说过“直链淀粉”和“支链淀粉”，也知道两者之间的区别。但是，除了这两种淀粉，你们听说过“环状淀粉”吗？应该没有吧。但这并不等于环状的淀粉不存在，只是因为它们不叫“环状淀粉”，而是叫“环糊精”，也就是上面提到的能形成“包结型络合物”的环糊精。环糊精存在于自然界中，只要有淀粉、细菌和适当的环境条件，直链淀粉的葡萄糖单元就有可能由于某些细菌（比如浸软芽孢杆菌）的酶促发生降解，然后重组产生环糊精。环糊精是一种非常稳定的化合物，没有什么营养价值，因为它通常不能被消化，人吃到肚子里后会原封不动地排出体外。最常见的天然环糊精有三种，分别被称为 α-环糊精、β-环糊精和 γ-环糊精，分别由 6、7 和 8 个葡萄糖单元环化形成。

环糊精的分子结构就像空心的圆锥台，也可以说是像一条撑开的裙子。它的上沿（腰身）和下沿（裙摆）各有一组亲水性的化学基团（羟基），不但能使环糊精溶解于水，而且也可以用来做化学修饰。环糊精分子的中间是一个空腔，空腔的大小是由成环的葡萄糖单元数量决定的，α-环糊精的空腔最小，γ-环糊精则最大。环糊精内部的空腔是亲油性的，适合与油性的药物分子结合，形成“包结络合物”。

因为天然的环糊精本身就能包结（encapsulate）不少小分子有机化合物，所以在医药工业里常常被用作添加剂，可以提高某些药物的溶解度，还有可能延长某些药物在体内的滞留时间。项目团队根据文献、计算机模拟和一些初步的实验结果，选定环糊精为起始的分子模板。但是，天然的环糊精对小分子的结合力一般都不够强，专一性也不好，要想开发成肌松药物的解药，还要通过化学修饰来提高它们的成药性。

环糊精的分子量在 1 000 单位上下，虽然仍旧属于小分子，却是小分子里的“大块头”，化学修饰十分复杂，通常需要好几步化学反应才能做出一个新的衍生物，非常费工费时。通过大量的计算机模拟，科研人员了解了最常用的肌松药物与各种不同的环糊精及其衍生物的包结潜力之后，积极探索 α-环糊精、β-环糊精和 γ-环糊精的不同的化学修饰，然后进行仔细的筛选。

经过长期艰苦的药物化学实践，项目团队终于找到了合适的临床候选药物。其中最关键的地方，是加长了空腔高度。项目负责人形象地比喻说：我们看到计算机模拟的图像，感觉就像看到一个穿超短裙的姑娘，肌松药物暴露在空腔之外地方的太多了。于是，大家决定把短裙子的下摆接长，把药物包裹得更严实一点，竟然就成功了。接长后的环糊精就好像从“超短裙”变成了“夏威夷草裙”，好几条“流苏”从裙摆上挂下来，把肌松药物包裹得严严实实。修饰后的 γ-环糊精能与那些最常用的肌松药物形成非常稳定的包结络合物，还能溶解于水，然后被很快排出体外。

临床前的动物研究结果显示，舒更葡糖钠能够在多种条件下终止常用肌松药物的麻痹效应。在豚鼠神经肌肉阻滞实验中，舒更葡糖钠在不到一分钟的时间内就成功实现了逆转；在恒河猴神经肌肉阻滞的深度诱导实验中，很低剂量的舒更葡糖钠也在短时间内实现了逆转。

接下来进行的临床试验结果一致表明，舒更葡糖钠能够快速有效地逆转罗库溴铵（rocuronium）和维库溴铵（vecuronium）等常用肌松药物诱导的神经肌肉阻滞。同时，舒更葡糖钠还显示了良好的耐受性，它在人体内不会被代谢或降解，因此不会影响血糖水平。就跟团队设想的一样，舒更葡糖钠会与它所包结的肌松药物一起通过肾脏排泄出体外，完成解药的排毒功能。[3]

2007 年，正当欧加侬的团队兴冲冲地准备申报材料，打算提交欧盟监管部门时，当时的跨国药企先灵葆雅（Schering-Plough）收购兼并了欧加侬，完成了“大鱼吃小鱼”的商业操作。整合之后，先灵葆雅的接收大员们发现舒更葡糖钠的申报材料已经准备就绪了，就顺水推舟，转手递交给了美国和欧盟的监管部门。2008 年欧盟如期批准了舒更葡糖钠上市，但美国 FDA 出人意料地拒绝了舒更葡糖钠，因为他们没见过这样的多糖类药物分子，生怕会引起不良的免疫反应，要求先灵葆雅补充安全性数据。

这本来也不是什么大问题，可是就在 2009 年，更大的“鱼”出现了，先灵葆雅又被制药巨头默沙东收购兼并了。这一次，舒更葡糖钠的命运就没那么顺畅了，项目团队被解散，管理和研发人员各奔东西，舒更葡糖钠在美国的补充申报又被无限期地搁置了下来。好在它并没有被彻底遗忘，还有一些不愿放弃的团队人员在坚持着。2015 年底，默沙东满足了 FDA 的要求，提供了药物的免疫原性的数据，横向思维的产物、药物研发江湖上“十香软筋散”的解药——舒更葡糖钠终于在美国获批上市。

麻醉复苏的“即时开关”

因为肌松药物是现代麻醉一个重要和必需的组成部分，而肌松药物残留又是麻醉手术后一个非常普遍的问题，所以肌松拮抗也已经在麻醉领域里“常规化”了。所有使用了肌松药物的患者都应该在恢复期内接受肌松拮抗的治疗，而见效快、毒副作用小的舒更葡糖钠的出现更是在肌松拮抗的常态化中起到了重要的作用。

就在不久以前的 20 世纪 90 年代中期，谈到麻醉学未来发展方向的时候，很多麻醉师梦想出现一个全身麻醉的“即时开关”，能够让当时使用基于逆转剂的患者更快复苏，在麻醉完成后可以立即被唤醒，进入康复阶段。这将腾出重症监护室的床位，加快紧缺医疗资源的周转，从医药经济学的角度看，是非常值得开发和推广的。

舒更葡糖钠的成功使麻醉学在这个方向上前进了一大步。一位麻醉医师在跟我说起这个创新药物的时候提到，如果因为肌松药物残留，患者麻醉后醒来时肌肉不听使唤是很难受的。现在有了舒更葡糖钠，一般几分钟之内就可以解决问题。有一次他给患者注射了舒更葡糖钠之后，还没有走出病房，患者就坐起来了。

2022 年 3 月于新泽西

注 释

[1] “箭毒”一词有两种含义：一是泛指涂抹在箭矢、标枪或飞镖上的有毒物质，通常被土著人用于狩猎或者战争；二是专指氯化筒箭毒碱及其化学类似物或有相似生理活性的物质。

[2] a）章道道、梁贵柏，《在 DMSO–H_2O 体系中 β–环糊精催化酯水解加速程度误差问题的研究》，《化学学报》，1986 年，44（11），第 1179—1181 页；b）章道道、梁贵柏，《β–环糊精催化含二茂铁基羧酸苯酚酯水解动力学的研究——取代基效应的探讨》，《高等学校化学学报》，1988 年，9（2），第 4 页。

[3] Welliver, M; McDonough, J; Kalynych, N; Redfern, R, “Discovery, development, and clinical application of sugammadex sodium, a selective relaxant binding agent”, *Drug Design, Development and Therapy*, **2008**, *2*, 49–59.

后　记

在过去的一年里，知道我还在继续写“新药的故事”系列的第三部，很多朋友的第一反应是：真有这么多故事可以写吗？跟以前的两本有啥不同？

第一个问题很容易回答：真有！

如果大家确实很想了解健康与疾病、科研与制药的故事，一直有这个需求，我这辈子是写不完的。原因很简单：基础生命科学的研究成果才刚刚为我们揭开了健康与疾病的冰山一角，还有很多很多未知的东西值得我们去探索，去挖掘，去尝试。每一次成功都将是一个值得撰写的故事。

我自己进入制药界是在2000年之前。那时，由全球许多科学家共同参与的人类基因组项目已经进入了关键阶段，整个生命科学领域和制药工业界都翘首以待。一位当时快要退休的老前辈很兴奋地告诉我：你现在进入制药公司是幸运的，因为人类基因组项目完成之后，现代制药将进入一个崭新的时代，你们这一代制药人是可以大有作为的。2003 年 4 月，历时 20 多年的人类基因组项目终于完成了，我们可以从中读出人类的所有基因和它们所编码的蛋白质。对于制药人来说，这可是梦想成真的时刻。第二天有多少制药人是哼着小曲去上班的我不知道，但是人类基因图谱并没有在一夜之间颠覆我们的认知，也没有让这位老前辈预告的崭新时代一下子闪亮登场，而是像以往的很多重大发明和发现那样，慢慢地渗透到了制药科学的各个角落。

最先获益的是直接与基因序列相关的遗传性疾病的诊断和治疗。

现在我们可以精准定位基因变异，很多遗传病都可以在很早期，甚至产前做基本无创的精准诊断。我不止一次讲过，精准医疗的基础是精准诊断。如果我们不知道两个患者的不同之处，“精准”又从何谈起呢？现在我们有了人类基因图谱，再加上准确、快捷和廉价的基因测序，就可以精准地诊断尚未出生的患儿哪一条染色体上的哪一个位点出现了怎样的变异。从相关蛋白质的表达，到致病基因的修复和调控；从生物工程的替代酶（见《新药的故事 2》第九章《追根寻源戈谢病，对症下药思而赞》），到反义寡核苷酸的药物

（见本书第一章《反义终成正果：诺西那生钠的故事》）……经常有朋友问我到底什么是精准医药学？这就是。不是未来，就在当下。

人体基因组项目的完成并没有把新药研发变得容易，它只是解开了生命奥秘的又一层“面纱”。一个非常有代表性的现象，就是过去十几年里各种“epi-”制药项目，比如“epi-genetics”（表观遗传学）的制药项目、“epi-transcriptomics”（表观转录学）的制药项目，以及专攻这些靶点的生物技术公司的涌现。我们把希腊语的前缀“epi-”翻译成“表观”，意思是不涉及内在的DNA或RNA序列的变化，但又是可遗传的表型变化。这是健康与疾病的又一个前沿领域。

说我们只揭开了健康与疾病的冰山一角是一点都不为过的，而我写的这些故事就是这露出水面的一角冰山上的几个晶莹的亮点。

第二个问题不太容易回答：有很多不同之处，也有不少相同之处。

不同的疾病、不同的药物、不同的研发过程、不同的患者体验……听上去好像都不相同；但是，我们也可以很清楚地看到：同样的科学好奇心、同样的患者无助与医者仁心、同样的临床需求和市场监管、同样的新希望……

现代研发完全建立在科学研究的基础之上，新药的成功、新疗法的建立总是在基础研究的突破之后，这应该是它们之间最重要的相同之处。即便是像“蒙脱石散”这样从天然黏土矿物中开发出来的药物，也需要科学研究的支持，积累大量可靠的实验数据，同时还要保证生产工艺的严格、可重复，方能惠及全球的患者。一位资深的制药工艺负责人曾经当面问过我：“你愿意吃次品药物吗？可以便宜不少哦。”我坚决地摇头说不愿意。你呢？

生物工程技术发展到今天，已经给制药工业提供了极具多样性的研发平台，这也许是它们之间最显著的不同之处。虽然以化学合成技术为基础的小分子药物依然有着广阔的前景，但是以各种新型生物工程技术为平台的药物研发越来越多地出现在人们的视野里，引领着新的潮流。就拿反义寡核苷酸的技术平台来说，它经历了几十年的起起落落，承受着长久的寂寞，终于在遗传病的基因调控上找了自己的位置，修成正果。我们有理由期待更多的反义寡核苷酸药物去填补众多尚未满足的临床需求。再比如与传统药物截然相反的

“解药”这个概念，也已经不再是武侠小说作家的想象，而是切切实实的临床需求。无论是能在短时间内恢复凝血功能的依达赛珠单抗（见本书第六章《血液的“两面性”：血栓与抗凝》），还是麻醉手术后醒来能恢复肌肉功能的舒更葡糖钠（见本书第九章《真实世界里的“十香软筋散”及其解药舒更葡糖钠》），都在它们各自特殊的医药领域里发挥着不可替代的重要作用。

简要回答了读者关心的两个问题之后，我还是要借此机会感谢为此书的出版付出了辛勤劳动的策划人张咏晴女士，译林出版社上海出版中心的王笑红女士及黄洁、潘梦琦编辑，各家制药公司的联系人。没有大家的鼎力相助与合作，凭我一人之力是难以完成的。我当然还要感谢我的家人，感谢我的父母，和所有相信我的朋友们。

还是那句老话：这是我的书，也是各位编辑和大家的书。

如果你喜欢，希望它成为你的书。

梁贵柏

2022 年 3 月于美国新泽西